Über die weibliche Sexualität ist verblüffend wenig bekannt. Und weil das Wissen fehlt, können die meisten Gynäkologen Patientinnen mit sexuellen Problemen keine ausreichende Hilfe anbieten. Dr. Sievers führt Deutschlands erste Spezialpraxis, in der er sich ausschließlich der Behandlung weiblicher Sexualstörungen widmet. Frauen, die an Libidomangel, Erregungs- und Orgasmusstörungen oder Schmerzen beim Geschlechtsverkehr leiden, finden hier Hilfe. Sein Buch bietet eine erste Orientierung, macht die Leserin mit den unterschiedlichen Untersuchungsmethoden vertraut und erklärt anhand zahlreicher Fallbeispiele, wie die Probleme medizinisch behandelt werden können.

Dr. Johann Sievers studierte Medizin in Hamburg. Er führt seit 1997 eine gynäkologische Praxis und eröffnete 2006 zusammen mit seiner Frau die erste Praxis für weibliche Sexualstörungen in Deutschland. Mehr Informationen unter: www.sexuelle-stoerungen-der-frau.de

Johann Sievers

Dr. Sievers' Sprechstunde

Neue Wege zu einer unbeschwerten
Sexualität

Rowohlt Taschenbuch Verlag

Originalausgabe
Veröffentlicht im Rowohlt Taschenbuch Verlag,
Reinbek bei Hamburg, Februar 2008
Copyright © 2006 by Rowohlt Verlag,
Reinbek bei Hamburg
Redaktion Susanne Frank
Umschlaggestaltung: ZERO Werbeagentur, München
(Titelfoto Autor: Christiane Johannsen;
Illustration: Images.com / Corbis)
Satz DTL Documenta ST PostScript (InDesign)
bei KCS GmbH, Buchholz bei Hamburg
Druck und Bindung Druckerei C. H. Beck, Nördlingen
Printed in Germany
ISBN 978 3 499 62253 3

Inhalt

Einleitung

Verehrte Leserin,

falls Sie mit Ihrem Sexualleben zufrieden sind, brauchen Sie sich mit diesem Buch nicht weiter zu beschäftigen.

Wenn Sie aber doch ein sexuelles Problem haben, etwa weniger Lust auf Sex, mangelnde Erregung, eine zu trockene Scheide, Orgasmusschwierigkeiten oder an Schmerzen beim Verkehr leiden, dann könnte dieses Buch das Richtige für Sie sein.

Ihre Frauenärztin oder Ihr Frauenarzt, mit der oder dem Sie vielleicht schon über das Problem gesprochen haben, würde Ihnen gerne helfen – aber leider gehört eine umfassende Ausbildung in der Sexualmedizin weder zum Medizinstudium noch zur klinischen Facharztweiterbildung.

Wir haben deshalb in Hamburg eine Spezialpraxis eröffnet, in der es ausschließlich um die Behandlung weiblicher Sexualstörungen geht. Nach dem Vorbild hochspezialisierter Sexualambulanzen in den USA sind wir diagnostisch so ausgestattet, dass wir sexuelle Funktionsstörungen erkennen, medizinisch verstehen und behandeln können.

Dieses Buch handelt von unserer täglichen Arbeit; es ist kein medizinisches Lehrbuch, sondern eine Orientierungshilfe für Frauen, die an Libidomangel, Erregungs- und Orgasmusstörungen oder Schmerzen beim Geschlechtsverkehr leiden und sich mit dem Problem nicht einfach nur abfinden möchten. Sie werden ihr Problem vielleicht in den zahlreichen Fallbeispielen wiedererkennen, werden mit den verschiedenen Untersuchungsmethoden vertraut gemacht und erfahren, wie die jeweiligen Probleme medizinisch gelöst oder zumindest gelindert werden können.

Die Kapitel sind auch isoliert voneinander zu lesen, einige wichtige Sachverhalte werden deshalb mehrfach angesprochen. Aus Gründen der Übersichtlichkeit habe ich viele Sachverhalte einfacher dargestellt, als sie in Wirklichkeit sind. Weibliche Sexualität und Sexualpsychologie sind viel komplexer und individueller, als sie hier beschrieben werden können, aber in diesem Buch geht es um eine möglichst verständliche Beschreibung der Probleme und der Lösungen anhand von Fallbeispielen.

1. Auf der Suche nach sexueller Erfüllung

Immer wieder werde ich gefragt, warum ich mich speziell für weibliche Sexualstörungen interessiere und was der Auslöser dafür war.

1997 ließ ich mich als Frauenarzt nieder, und viele meiner Patientinnen befanden sich in den Wechseljahren. Anfangs ging ich davon aus, dass Frauen ähnlich altern wie Männer, doch im Laufe der Jahre begriff ich, dass sich für Frauen in dieser Phase etwas ganz Existenzielles verschiebt, wobei die Sexualität nur ein Teilbereich dieser Veränderung ist.

Sprachen mich meine Patientinnen darauf an, dass sie im Gegensatz zu früher kaum noch Lust auf Sex hätten, freute ich mich zwar über die Offenheit der Frauen, helfen konnte ich ihnen aber nicht – und da ich wusste, wie schwer es vielen Frauen fällt, ein solches Thema anzusprechen, musste die Dunkelziffer der Frauen mit vergleichbaren Beschwerden sehr hoch sein.

Eine Patientin sagte mir, sie hätte ein großes sexuelles Verlangen, könne es aber nicht ausleben, weil sich etwas in ihrer Scheide verändert habe. Früher hätten sie und ihr Mann viel Vergnügen miteinander gehabt, doch nun fürchte sie sich, denn das Eindringen bereite ihr Schmerzen. Ihr Mann sei verzweifelt, da er doch nichts anderes mache als all die Jahre zuvor. Als ich nach Eheproblemen fragte, verneinte sie dies, glaubte aber, dass es zu Konflikten kommen könne, wenn sich die sexuellen Schwierigkeiten nicht lösen ließen.

Ich las in dieser Zeit gerade die Bücher des französischen Autors Michel Houellebecq, insbesondere die *Ausweitung der Kampfzone*. In seinen Werken geht es um ähnliche Themen: Was passiert mit einem Menschen, wenn eine körperliche Sehnsucht nicht eingelöst werden kann? Bei Houellebecq besteht das Hindernis im Älterwerden, im physischen Verfall.

Nun hatten die Patientinnen, die in die Wechseljahre gekommen waren, Partner, die sie liebten – und dennoch gab es keine Erfüllung. Letztlich empfanden diese Frauen einen großen Verlust, eine Art Ausgrenzung, eine biologische Entmündigung.

Ein anderes Problem bei der Behandlung von sexuellen Störungen in meiner gynäkologischen Praxis war der Zeitmangel – wenn mich eine Patientin von sich aus mit ihren Beschwerden konfrontierte, konnte ich mich nicht ausreichend mit ihr beschäftigen. Im Wartezimmer saßen noch viele andere Frauen, die einen Termin hatten, längere Gesprächszeiten zu diesem speziellen Thema waren in meinem Alltag als Frauenarzt kaum möglich. Hinzu kam, dass die Krankenkassen eine Diagnose wie «Libidomangel» als Befindlichkeitsstörung, nicht aber als Krankheit einstuften.

Zu welchen Ärzten konnten Frauen mit Orgasmusproblemen gehen? Zwar hatte ich als Frauenarzt Tag für

Tag mit der Vulva, der Klitoris und der Scheide zu tun, konnte aber dennoch nicht weiterhelfen. Ich befand mich in einer Grauzone, was sexuelle Probleme anbelangte, und wusste keineswegs, welche Ratschläge, welche Therapien geeignet wären.

So begann ich, mich umzuhören, denn das Thema ließ mir keine Ruhe. Ich wusste, dass es in den USA Sexualkliniken gab, aber welche Methoden und Verfahren sie im Einzelnen einsetzten und wie sie wirkten, konnte ich nicht sagen. Weder hatte ich eine solche Klinik persönlich besucht, noch kannte ich jemanden, der es getan hatte. Natürlich wusste ich, dass es in einigen Universitätskliniken Abteilungen gibt, die in Fällen von sexuellen Störungen psychosomatisch vorgehen. Einige meiner Patientinnen hatte ich schon dorthin überwiesen, doch das Echo der dort behandelten Frauen war bislang zwiespältig – und ich hatte den Eindruck, die Patientinnen im Stich gelassen zu haben. Unter Medizinern war bekannt, dass man seit Jahrzehnten bei Männern mit mäßigem Erfolg versucht hatte, Erektionsstörungen psychosomatisch zu behandeln. Das Medikament *Viagra* beendete schließlich das therapeutische Dilemma, und man ging nun davon aus, dass bei erektiler Dysfunktion die Durchblutung in den relativ kleinen Penisgefäßen nicht adäquat sei. Die psychischen Anteile, die man vorher untersucht hatte, waren weitgehend einem körperlichen Erklärungsansatz gewichen – und die therapeutischen Erfolge enorm.

Die Überlegung lag nahe, ob den sexuellen Störungen von Frauen nicht auch körperliche Ursachen zugrunde lagen, die bislang noch nicht ernst genug genommen wurden – denn es musste sich doch eine Antwort auf das Phänomen finden lassen, warum bei einigen Frauen in den Wechseljahren Orgasmusprobleme auftraten und bei anderen nicht.

Ich kontaktierte einige Sexualmediziner, befragte sie und interessierte mich für alles, was zu dieser Theorie schon erforscht und möglicherweise durch Studien belegt worden war. Meine Hoffnungen waren groß, von diesen Spezialisten ausführliche Informationen zu erhalten, aber letztlich gab man mir zu verstehen, dass Gynäkologen nur insofern mit Orgasmusstörungen oder anderen sexuellen Schwierigkeiten zu tun haben, als durch die Untersuchung dieser Probleme eventuelle gynäkologische Erkrankungen erkannt oder ausgeschlossen werden sollen.

Hilfestellung erhielt ich schließlich von einer Ärztin aus Hamburg, die in einer Praxis für Sexualmedizin, Hormonstörungen und Reproduktionsmedizin arbeitet. Sie gab mir einen Hinweis auf eine Gruppierung, die sich *International Society for the Study of Women's Sexual Health* (ISSWSH) nennt und sich im Jahr 2001 in Boston um den Amerikaner Irwin Goldstein gebildet hatte. Diese Gesellschaft beschäftigte sich seit einiger Zeit spezifisch mit weiblichen Sexualstörungen – eine entscheidende Weichenstellung, um mit meinen Überlegungen voranzukommen.

Nach einer zweiwöchigen Internetrecherche – ich hatte mir dafür Urlaub genommen – wusste ich, dass dieses medizinische Gebiet noch nicht sehr erschlossen war und man kaum über gesicherte Daten verfügte. Die Kollegen in der ISSWSH, das war ihren Publikationen zu entnehmen, befanden sich in einer Aufbruchstimmung und waren sehr daran interessiert, ihre Ergebnisse weiterzugeben, jedoch immer verbunden mit dem Hinweis, dass alles, was sie bisher herausgefunden hatten, noch vorläufig sei und nicht als etabliertes Wissen verstanden werden solle.

Ich wusste nun, dass man den Bereich der sexuellen Störungen in verschiedene Gebiete aufteilte. Es gab Schmerzen beim Geschlechtsverkehr, Libido-, Erregungs- und Orgasmusstörungen. Zu jedem einzelnen Themengebiet existierten aber so viele unterschiedliche Ansätze, dass ich für mich nur eines diagnostizieren konnte: Mir fehlte eindeutig der Überblick. Was hatte nun Substanz und was nicht? Doch je mehr ich mich informierte, umso besser konnte ich die Erkenntnisse einordnen, und es ließen sich auch Therapieoptionen erkennen.

Wie immer in der Medizin galt auch hier, dass man bei einigen Patientinnen und ihren Schwierigkeiten einfach nicht weiterkam oder scheiterte. Diese «Problemfälle» wurden und werden dann von den ISSWSH-Mitgliedern anonym ins Netz gestellt, sodass jeder Arzt seine Meinung dazu äußern kann – für mich als niedergelassenen Frauenarzt in der Nähe von Hamburg eine willkommene Gelegenheit zum offenen und kritischen Erfahrungsaustausch.

Auch in Europa hörte ich immer wieder von spannenden Ansätzen – in Amsterdam war eine Photoplethysmogra-

phie-Methode entwickelt worden, eine Durchblutungs-
messung im Genitalbereich unter Stimulationsbedin-
gungen. Ich konnte mir zunächst überhaupt nichts darunter vorstellen – gab es innerhalb einer gynäkologischen
Praxis einen Raum, in dem diese Messung durchgeführt
wurde? Waren Frauen überhaupt dazu bereit, eine solche
Behandlung mitzumachen?

Ich rief die Wissenschaftlerin an, die sich auf diesem
Gebiet hervorgetan hatte, um mir ein genaueres Bild des
Verfahrens zu machen, und freundlicherweise lud sie
mich und meine Arzthelferin nach Amsterdam ein. Mir
gefiel die pragmatische Art, mit der sie das Problem sexueller Dysfunktionen anging. Sie erklärte mir ihre Aus-
gangsüberlegung: Die Durchblutung der Scheide könnte
– ähnlich wie bei den Erektionsstörungen der Männer
– bei weiblichen Erregungsproblemen eine entscheidende
Rolle spielen. Wenn es nun diese Art Störungen gäbe,
könnte es doch sein, dass sich die physiologischen Parameter unter Erregungsbedingungen pathologisch verändern würden. Aber wie ließ sich das feststellen?

Frauen, die unter einer sexuellen Störung litten, wurden von der Ärztin in einen separaten Raum gebeten. Dort
sollten sie versuchen, einen Orgasmus zu bekommen. Zur
Stimulation wurden erotische Videos angeboten. Gleichzeitig wurden die photoelektrischen Signale mit Hilfe
einer intravaginalen Sonde aufgezeichnet, was Auskunft
über Durchblutungsänderungen in der Scheide im Nor-
malzustand und unter Erregungsbedingungen gab.

Ich fand diese Methode sehr interessant und überlegte,

ein solches Instrument in meiner Praxis anzubieten, zumal damit bereits wissenschaftlich gearbeitet worden war und man sich auf Vergleichswerte beziehen konnte. Deshalb kontaktierte ich das *Kinsey Institute*, das mit der Indiana University in Bloomington kooperiert. Dieses Institut für Sexualforschung, 1947 von dem Zoologen Alfred C. Kinsey gegründet, arbeitet mit US-Firmen zusammen, die Geräte herstellen, die jenen ähneln, die in Amsterdam eingesetzt werden. Es gibt sogar einen deutschen Repräsentanten für diese Geräte. Als ich dort anrief, zögerte er zunächst, da er sich selber noch nicht genau mit der Technik auskannte, doch schon bald installierte er das Gerät in meiner Praxis. Etwa zur gleichen Zeit fand ein Kongress für weibliche Sexualstörungen in Las Vegas statt, bei dem auch Irwin Goldstein sprach, der gerade ein wegweisendes Buch mit dem Titel *Women's Sexual Function and Dysfunction* herausgegeben hatte. Bislang hatte ich kein anderes Buch in Händen gehalten, das mir so genaue Antworten auf meine recht speziellen Fragen gab. Durch Goldsteins Buch, seine außerordentlichen Verbindungen zur gesamten sexualwissenschaftlichen «Szene» und durch die am Rande des Kongresses geführten Gespräche – welche Geräte gibt es noch zur weiteren Diagnostik, wie ist es mit Referenzwerten? – sammelte ich genügend Fachwissen, um in meiner Frauenarztpraxis in Bad Bramstedt erste Versuche zu unternehmen.

Die Ergebnisse waren so positiv, dass ich es wagte, eine zweite Praxis im Hamburger *Centrum für innovative Medizin* zu eröffnen, in der ich seitdem ausschließlich weibliche Sexualstörungen behandle. Mittlerweile verfügte ich über das diagnostische Equipment, wie es auch in der Abteilung von Professor Goldstein und in einigen anderen Sexualambulanzen in den USA verwendet wird.

Neben der Photoplethysmographie hatte ich mich auch mit der Dopplersonographie vertraut gemacht. Bei diesem Verfahren wird die Patientin hinsichtlich ihrer Genitalgefäße untersucht; es ist keine intravaginale Sonde nötig, die Dopplersonographie ist eine Art Ultraschall für die kleinen Gefäße in den Schwellkörpern.

Trotz meiner technischen Ausstattung und meiner Erfahrungen war noch immer Vorsicht geboten, da ich wusste, dass die gesetzlichen Kassen diese Behandlung nicht übernehmen. Mit anderen Worten: Gesetzlich versicherte Patientinnen müssen die Untersuchung aus eigener Tasche bezahlen. Zudem war ich gespannt, was meine Kollegen dazu sagen würden. Und mit welchen Reaktionen seitens der Presse war bei einer derartigen Spezialpraxis zu rechnen?

Ich musste an Alfred C. Kinsey denken. Konservative Gruppierungen hatten den amerikanischen Sexualforscher wegen seiner – in ihren Augen – unmoralischen und gefährlichen Untersuchungen heftig angegriffen. Das war zwar in den vierziger und fünfziger Jahren gewesen, und inzwischen hatten seinen Forschungen die «sexuelle Revolution» in Gang gesetzt, aber trotz aller Aufklärung und Weiterentwicklung wusste ich nicht, wie man mit einem solchen Thema umgehen würde. Konnten auch mir solche Vorwürfe gemacht werden? Wie würden die Patientinnen auf die neuen medizinischen Methoden reagieren? Immerhin müsste ich zum Beispiel die Klitoris genau untersuchen, was bei einer gynäkologischen Untersuchung üblicherweise nicht geschieht.

Ein Kollege hatte genau damit schlechte Erfahrungen gemacht und seine Praxis nach einer gerichtlichen Auseinandersetzung verkaufen müssen. Nach einer Routineuntersuchung hatte ihm eine Patientin gesagt, dass sie ein Orgasmusproblem habe. Er bat sie, einen neuen Termin zu vereinbaren, damit er sich das Genital genauer ansehen könne. An diesem Tag wollte er das nicht mehr tun, weil die Arzthelferin, die bei einer solchen Untersuchung zugegen sein sollte, schon nach Hause gegangen war. Doch die Patientin bedrängte ihn, sodass er nachgab und die Untersuchung ohne Arzthelferin durchführte. Ein paar Wochen später bekam er einen Brief von einem Anwalt, in dem ihm vorgeworfen wurde, er hätte die Patientin unsittlich berührt.

Im Mittelpunkt der Gerichtsverhandlung stand folgende Fragestellung: «Gehört die Untersuchung der Klitoris zur gynäkologischen Untersuchung?» Der Gutachter, ein Klinikchef und Onkologe, sagte: «Das gehört nicht zur Untersuchung, es sei denn, es besteht der Verdacht auf Metastasen in der Klitoris.»

In meinen Augen ist das eine absurde Antwort, denn wenn es um eine Patientin mit Orgasmusstörungen geht, ist es plausibel, das entsprechende Organ zu untersuchen. Die Klitoris muss bei einem sexualmedizinischen Problem genau betrachtet werden, um herauszufinden, ob es Fibrome gibt, die Schmerzen verursachen könnten, oder ob eine Phimose vorliegt, bei der die Klitoris nicht frei-liegt.

Selbstverständlich hätte der betroffene Arzt einen neuen Termin mit der Patientin vereinbaren und die Untersuchung in Anwesenheit einer Arzthelferin vornehmen müssen – aber mir zeigte die Erfahrung des Kollegen, wie wenig zielführend mit einem solchen Thema umgegangen wird.

Sexuelle Störungen setzen sich aus physiologischen, psychologischen, seelischen und partnerschaftlichen Anteilen zusammen. All diese Aspekte existieren nicht unabhängig voneinander, auch wenn es in der weiteren Darstellung manchmal so erscheinen mag. In erster Linie beziehe ich mich auf körperliche Störungen, auf die ich mich spezialisiert habe. Alle Problembereiche gleichwertig zu behandeln würde den Rahmen dieses Buches sprengen. Da es zu den psychischen und partnerschaftlichen Störungen schon sehr viel Literatur gibt, möchte ich mich hier auf den somatischen Aspekt konzentrieren.

In der täglichen Praxis klären wir zunächst die Frage, ob eine körperliche Störung vorliegt oder nicht. Sollte sich herausstellen, dass zur Lösung des Problems auch die Zusammenarbeit mit einem Sexualtherapeuten (einem Psychotherapeuten mit einer sexualmedizinischen Zusatzausbildung) sinnvoll ist, suchen wir nach einem wohnortnahen Ansprechpartner.

Meiner Erfahrung nach führt nahezu jede Sexualstörung sowohl zu einer seelischen als auch zu einer partnerschaftlichen Belastung, sodass eine psychotherapeutische Begleitung bei vielen Patientinnen hilfreich ist.

2. Das Komplizierte am Sex

Zu Beginn einer Beziehung wird Sex meist als unkompliziert und intensiv empfunden. Leider bleibt das nicht immer so, denn die Verliebtheit ist oftmals nur eine vorübergehende Erscheinung, eine hormonelle Ausnahmesituation. Die veränderte Wahrnehmung beruht auf einer besonderen Freisetzung von Neurotransmittern im Zentralnervensystem und geht oft mit einer intensiven Libido einher. Dieser Zustand ist endlich, die Wahrnehmung kehrt zur Normalität zurück, aber die Erinnerung speichert und vergleicht.

Mit dem Älterwerden ändern sich alle körperlichen Funktionen, und die Sexualität ist davon nicht ausgeschlossen. Der intrazelluläre Stoffwechsel, die Integrität von Zellen und Organsystemen untereinander sowie die daraus resultierende Funktion werden reduziert, und es kann zu qualitativen Einbußen kommen. Eine geringere Libido oder eine eingeschränkte Orgasmusintensität ist die Folge. Alterung bedeutet langfristig eine Abnahme der Perfusion (Durchblutung) durch Arteriosklerose; damit verbunden ist eine verringerte Durchblutung der Schwellkörper und auch eine geringere Versorgung mit Hormonen.

Sexuelle Lust können Frauen am gesamten Körper empfinden, da er eine Vielzahl von erogenen Zonen aufweist. Die Haut kann etwa über Millionen von Nervenrezeptoren stimuliert werden, und auch die Brust und die Brustwarzen sind mit einer großen Zahl von sensiblen Nervenbahnen ausgestattet. Die wichtigste Rolle übernimmt aber in diesem Zusammenhang die Klitoris. Dieser erigierbare Schwellkörper dient ausschließlich der Lust, und er muss – im Gegensatz zum Penis – keine anderen Funktionen übernehmen; dazu aber später mehr.

Sexuelle Dysfunktionen bei Frauen treten häufiger auf als allgemein angenommen, und es gibt wohl kaum ein Gebiet, bei dem sich organische Probleme so deutlich in der Psyche manifestieren – und umgekehrt. Daher müssen diese Krankheitsbilder auch aus verschiedenen medizinischen Blickwinkeln diagnostiziert und therapiert werden.

Alexandra Graziottin, Direktorin des *Center of Gynecology and Medical Sexology* am Ospedale San Raffaele Resnati in Mailand und Präsidentin der *Internationalen Gesellschaft für Sexuelle Frauengesundheit* (ISSWSH), hat zusammen mit anderen Medizinern eine Studie zum Thema «Störungen der weiblichen Sexualität» in drei europäischen Ländern durchgeführt. Bei diesem Projekt wurden 2467 Frauen im Alter von 20 bis 70 Jahren aus Großbritannien, Frankreich, Deutschland und Italien mit Hilfe der Interviewmethoden des *Female Sexual Function* (PFSF) und der *Personal Distress Scale* (PDS) nach sexueller Aktivität und den dabei auftretenden Problemen befragt. Dabei wurde besondere Sorgfalt darauf verwendet, die Gefühle und das sexuelle Verhalten der Frauen sensibel aufzuspüren und aufzuzeichnen. Es stellte sich heraus, dass rund 40 Prozent der Frauen von einer sexuellen Funktionsstörung betroffen waren; mit zunehmendem Alter schienen noch mehr Frauen mit diesen Problemen zu kämpfen.

Sexualprobleme betreffen allerdings nicht nur ältere Frauen ab der Menopause; sie können in jeder Lebensphase auftreten.

Die vier Sexualstörungen bei Frauen

Alter	Schmerzen beim GV	Libidoverlust	Lubrikationsstörung	Orgasmusstörung
18–24	21 %	32 %	19 %	26 %
24–34	15 %	32 %	18 %	28 %
35–44	13 %	30 %	21 %	22 %
45–59	18 %	27 %	23 %	18 %

Quelle: EO et al.: Int. J. Impotenc Res. 1995, 10 suppl 3

Natürlich ist nicht jedes sexuelle Problem automatisch als Krankheit zu werten. Die Lust auf Sex kann auch einmal über einen längeren Zeitraum gering sein; das ist völlig normal und kein Anlass zur Sorge. Viele Frauen, die den Eindruck haben, dass die sexuelle Beziehung zu ihrem Partner aus dem Gleichgewicht geraten ist, reagieren eher gelassen und sind optimistisch, dass sich die Probleme von allein lösen. Bei anderen Frauen hingegen entwickeln sich ernsthafte Störungen, wobei die subjektive Belastung größtenteils altersabhängig zu sein scheint.

Frauen, die spüren, dass ihre Partnerschaft in Gefahr ist, setzen sich unter Druck, was wiederum zur Belastung ihrer Sexualität beiträgt – insbesondere wenn sie aus diesen Gründen bereits von einem Mann verlassen worden sind oder von früheren Partnern als sexuell kalt oder frigide bezeichnet wurden. Selbst wenn sie diese Trennung verkraftet haben, bleibt die Angst, sich auf einen neuen Partner einzulassen und wieder mit derartigen Vorwürfen konfrontiert zu werden.

Gerade diese Frauen wollen etwas verändern, wissen aber nicht, was sie konkret unternehmen können. Ihr Gynäkologe hat sie möglicherweise vertröstet: «Tut mir leid, ich kann Ihnen nicht helfen. Es könnte altersbedingt sein, Sie müssen mit solchen Störungen rechnen.»

Ein solches Thema anzusprechen kostet schon viel Überwindung. Noch größer ist der Schritt, sich einem Sexualtherapeuten anzuvertrauen. Wenn auch diese Behandlung keine Erleichterung bringt, unternehmen viele Frauen keine weiteren Schritte, um ihr Problem zu lösen.

Bei einer sexuellen Störung sollte – neben den psychologischen Aspekten – auch geklärt werden, ob es körperliche Ursachen für die Beschwerden gibt. In meiner Praxis für weibliche Sexualstörungen geht es deshalb um die Beantwortung einer Grundfrage: Ist im physiologischen Bereich etwas nicht in Ordnung? Ist die empfundene Störung mit einer regulären Funktion oder mit einer Dysfunktion assoziiert? Welche Hinweise können die diagnostischen Methoden geben, die mir in meiner Praxis zur Verfügung stehen?

In Bezug auf das sexuelle Verlangen kommt dem Zentralnervensystem die wichtigste Rolle zu, dem limbischen Belohnungssystem, dem Angstsystem und dem präfrontalen Cortex. Während Belohnungs- und Angstsysteme unbewusst ablaufen, werden im präfrontalen Cortex die Dinge bewusst – hier wird uns klar, ob und warum wir Sex haben möchten.

Die Lust auf Sex hat etwas mit einer Ausschüttung des Botenstoffs Dopamin in unserem Belohnungssystem zu tun, was auch angeregt wird, wenn es durch Endorphine (Wohlfühlhormone) stimuliert wird. Da ein großer Teil unseres Tuns auf «Ernähren und Vermehren» ausgerichtet ist, werden wir mit einer Ausschüttung im Belohnungssystem «verwöhnt», wenn wir essen oder Sex haben. Diese komplexen Strukturen sind störanfällig, zugleich aber auch therapeutisch beeinflussbar.

Natürlich stellen die Untersuchungsmethoden, die ich in meiner Praxis anbiete, noch keine vollkommen etablierte Diagnostik dar; es handelt sich eher um diagnostische Hinweise. Bei einer Lungenfunktionsprüfung erhält man exakte Werte, zu denen es genaue Vergleichswerte gibt – mit den Informationen, die ich aus meinen Ergebnissen ziehen kann, muss man jedoch vorsichtiger umgehen.

Dennoch geben sie Aufschluss darüber, welches Medikament bei einer Patientin in Betracht kommen könnte.

Eine Frau mit einer Orgasmusstörung, die früher mühelos einen sexuellen Höhepunkt erreichen konnte, die Orgasmen mittlerweile jedoch sehr viel schwächer und seltener erlebt, leidet zweifellos an einer sekundären Störung. Die Frage ist also: Was hat sich in biologischer Hinsicht zwischenzeitlich im Körper dieser Frau verändert? Und welche Möglichkeiten gibt es, die Veränderung unter Umständen wieder rückgängig zu machen?

Wenn die Photoplethysmographie zeigt, dass die Durchblutung der Schwellkörper gering ist, für eine ausreichende Erregung also keine angemessene Blutfülle vorhanden ist, wenn die Patientin darüber hinaus übergewichtig ist und ich dem Anamnese-Fragebogen (dazu später mehr) entnehmen kann, dass sie längere Zeit geraucht und Bluthochdruck hat, spricht alles dafür, dass sich die Gefäße der Patientin verändert haben. In einem solchen Fall kommt ein Medikament, das durchblutungsfördernd wirkt, eher in Frage als bei einer Frau, deren Photoplethysmographie eine einwandfreie Durchblutung ergeben hat. Frauen mit einer auffallend schlechten genitalen Durchblutung haben häufiger Erregungsprobleme, wobei oftmals die Scheide als zu trocken empfunden wird und es deshalb zu Beschwerden kommt.

Frauen, die Schmerzen beim Geschlechtsverkehr haben, stecken in einem Teufelskreis. Wenn sie aufgrund ihrer Beschwerden nur noch einmal im Monat oder seltener mit ihrem Partner schlafen, tritt eine weitere Erschwernis ein. Je weniger Sex sie haben, desto weniger wird die Muskulatur beansprucht, die die Gefäße der Schwellkörper erweitert. Da aber die Lubrikation von der Durchblutung abhängt, wird die Scheide trockener, was die vorhandenen Beschwerden noch verstärkt und die Erregung zusätzlich hemmt. Unternimmt die Patientin nach Monaten dann einen weiteren Versuch, mit ihrem Partner zu schlafen, wird sie unter stärkeren Schmerzen leiden und den Versuch abbrechen. Sie kommt also «aus der Übung».

In solchen Fällen ist es notwendig, das Paar zunächst zu ermutigen, ihr Liebesleben zu reaktivieren. Auch wenn die Libido nicht allzu groß ist, sollten die beiden häufiger miteinander schlafen, da die fehlende Praxis sonst zu einer Verstärkung ihrer Schwierigkeiten führt.

Ich kann mich noch gut an meine erste Patientin erinnern, die unser Gespräch mit folgenden Worten begann: «Wenn ich mich dem Problem nicht stelle, wird sich nie etwas ändern. Und das nächste Mal werde ich meinen Mann mitbringen.»

Sie wollte ihrer Störung unbedingt auf den Grund gehen, und das eint sie mit den meisten meiner Patientinnen. Hatte ich anfangs noch gedacht, viele Frauen seien angesichts der heiklen Thematik eher schüchtern, so wurde ich vom Gegenteil überrascht. Viele Frauen kommen völlig ungehemmt in die Praxis und thematisieren ihr Problem mir gegenüber sehr offen. Wenn sie jedoch mit dem Partner über die Schwierigkeiten sprechen sollen, scheint es

Hemmschwellen zu geben. Die Frauen sprechen über alle möglichen Aspekte des Wohlbefindens, aber den ganz wesentlichen Genuss, den sie und ihr Partner gemeinsam erleben könnten, klammern sie lieber aus. Es ist offensichtlich sehr schwer, offen von den eigenen erotischen Wünschen und Phantasien zu berichten.

3. Freud, Kinsey & Co.

Über die Jahrhunderte hinweg wurde die Rolle der Frau von Männern definiert. Nur eine Minderheit – Königinnen, Kaiserinnen und Konkubinen – besaß eine soziale, politische und sexuelle Macht. Ansonsten war es Männern vorbehalten, insbesondere über deren Sexualität zu bestimmen.

Dies taten sie dann auch mit Vehemenz: Es gibt Überlieferungen aus vielen Kulturen (die ältesten stammen aus dem antiken Ägypten), in denen über die martialische Prozedur einer Beschneidung der äußeren Klitoris und der Schamlippen berichtet wird, einer Maßnahme aus Eifersucht. Medizinisch wurde die Beschneidung damit begründet, dass weibliche Genitalien weiterwüchsen, wenn sie nicht beschnitten würden, dass die Klitoris giftige Sekrete absondere, welche den Mann vergiften oder impotent machen könnten, und dass die Klitoris bei der Geburt den Säugling verletzen könne. Der tatsächliche Zweck der Beschneidung von meist jungen Frauen und Mädchen war es, die Frauen ihrer sexuellen Lust zu berauben und sie so auf ihre Reproduktionsfunktion zu reduzieren. Durch genitale Verstümmelung geht in den meisten Fällen auch die Fähigkeit verloren, beim Geschlechtsverkehr einen Orgasmus zu erleben, und so ist die Frau nicht in der Lage, selbst Lust zu erfahren.

Beschneidungen wurden in Westeuropa bis in die Zeit

des Barock praktiziert, und auch heute noch werden viele Frauen und Mädchen in manchen afrikanischen und arabischen Ländern genital verstümmelt.

Die Erforschung weiblicher Sexualstörungen entwickelt sich seit etwa zehn Jahren intensiv. In der Sexualphysiologie und der Sexualpharmakologie gibt es viele neue Erkenntnisse, ebenso erforscht man immer mehr die Rolle der Sexualhormone im menschlichen Körper. Trotzdem ist mehr über die männliche Sexualität bekannt als über weibliche Sexualstörungen, und viele physiologische und psychologische Fragen sind noch immer unbeantwortet oder nicht hinreichend geklärt. Weibliche Sexualität wurde lange Zeit eher aus männlicher Perspektive untersucht; sie wurde tabuisiert und blieb ein Mysterium.

Zu den Pionierleistungen auf dem Gebiet sexueller Störungen zählen unter anderem die Arbeiten von Sigmund Freud, Alfred C. Kinsey, William H. Masters, Virginia E. Johnson, Helen Singer Kaplan und John Bancroft. Auf einige wichtige Erkenntnisse möchte ich näher eingehen.

Der Wiener Neurologe und Begründer der Psychoanalyse, Sigmund Freud, stellte Ende des 19. Jahrhunderts das bis dahin proklamierte Verständnis von Sexualität vollkommen in Frage. Die Sexualität war für ihn ausschlaggebend für das Leben eines Menschen, und aufgrund dieser Annahme formulierte er die Theorie einer psychosexuellen Entwicklung, die bereits in frühen Kinderjahren beginnt. Sein psychoanalytisches Verständnis sexueller Störungen basierte auf seiner Neurosenlehre, wonach unaufgelöste Konflikte, die in bestimmten kindlichen Entwicklungsphasen verursacht worden sind, zu einer Symptombildung führen, die ihrerseits durch einen aktuellen Konflikt ausgelöst wird, die dem ursprünglichen in gewisser Weise ähnelt. Für den Wiener Analytiker war die «psychische Impotenz» des Mannes auf eine missglückte ödipale Konstellation zurückzuführen, den sogenannten Ödipuskomplex. Laut Freud wirbt ein kleiner Junge zwischen dem dritten und sechsten Lebensjahr um die Mutter und rivalisiert mit dem Vater. Der Junge fühlt sich von seiner Mutter angezogen, leidet aber zugleich auch unter Angst vor dem Vater. Bei einer normalen Entwicklung kommt es zu einer Verdrängung dieser Wünsche und der damit verbundenen Ängste sowie zu einer Auflösung dieser Situation durch die Identifikation mit dem Vater. Gelingt eine solche Bewältigung nicht, kann es zu einer dauerhaften Verwirrung kommen. Sex mit der Partnerin wird dann als etwas Gefährliches betrachtet, als ein großes Tabu, das mit erheblicher Angst verbunden ist – damit wird die Sexualität erheblich erschwert, und der Betroffene verzichtet auf sexuelle Lust. Bekannt ist dies als «Madonna-Hure-Spaltung», frei nach dem Motto: «Wo sie lieben, begehren sie nicht, und wo sie begehren, können sie nicht lieben.»

Freuds Erklärungsmodell besagt also, dass eine unbewusst fortbestehende Fixierung auf das frühkindliche mütterliche Liebesobjekt beim sexuellen Kontakt mit der Partnerin eine Hemmung der Potenz bewirkt. Die Erektionsstörung kann somit als psychische Abwehr verstanden werden.

Die weibliche Sexualität unterliegt Freud zufolge eigenen Regeln; Mädchen leiden nach seiner Annahme unter dem Elektrakomplex. In diesem Fall begehrt die Tochter den Vater, will ihn besitzen und damit die Rolle der Mutter einnehmen. Die Klitoris sah Freud als eine Art unterentwickelten Penis an, die Mädchen auf natürliche Weise entdecken und erforschen. Er gab aber auch zu verstehen, dass das Interesse des Mädchens an der Klitoris mit dem Älterwerden nachlassen und die Vagina ins Zentrum des sexuellen Interesses rücken solle. Freud vertrat die Ansicht, dass ein klitoraler Orgasmus «unreif», ein vaginaler hingegen «authentisch» sei. Der therapeutische Ausgangspunkt in der Psychoanalyse ist demnach das Ausbleiben des Orgasmus beim Geschlechtsverkehr.

Erst später ging man in der Sexualtherapie von einem «dualen System» aus, das auch heute noch in der Behandlung berücksichtigt wird. Das duale System besagt, das neben den tieferen Konflikten auch traumatische Erlebnisse, eine restriktive Erziehung und unmittelbar erfahrene negative Erlebnisse zu einem problematischen Verhältnis zur Sexualität führen können. Zu diesen unmittelbaren Ursachen zählen unter anderem eine wenig erregende, also unerotische Atmosphäre, eine unzureichende Stimulation oder eine übertriebene Erwartungshaltung, Versagensangst oder ein übermäßiges Bemühen, den Partner zu befriedigen. Ähnlich lusttötend wirken eine zu intensive Selbstbeobachtung und Kontrolle sowie Kommunikationsprobleme.

Weitere Erkenntnisse über das weibliche Sexualverhalten brachten die Forschungen von Alfred C. Kinsey. Vor mehr als 50 Jahren erschienen seine damals aufsehenerregenden Bücher, *Das sexuelle Verhalten der Frau* und *Das sexuelle Verhalten des Mannes*.

Alfred Charles Kinsey wurde 1894 in Hoboken, New Jersey, geboren, wuchs in einer streng christlich geprägten Familie auf und hatte eine starke Affinität zur Natur. Er studierte Biologie und promovierte in Harvard. Zunächst interessierte er sich für die Klassifikation der Gallwespen, später sammelte und kategorisierte er Tausende von individuellen «Sexual-Historien». Er analysierte das Sexualleben der Menschen in ähnlicher Weise, wie es Biologen mit dem Sexualverhalten von Tieren tun – ohne jedes moralische Urteil. Im Sommer 1938 hielt Kinsey einen «Ehe-Kurs» ab und diskutierte mit seinen Studenten über ihr Sexualleben. Er wünschte sich eine größere Akzeptanz seiner Forschung über das menschliche Sexualverhalten und stellte deshalb seine wissenschaftliche Arbeit in der Öffentlichkeit als rein empirisch dar – trotzdem wurde er öffentlich angefeindet und bedroht.

Kinsey war davon überzeugt, dass viele Probleme im menschlichen Sexualverhalten Folge gesellschaftlicher Konventionen seien, die sich gegen die Natur des Menschen und damit gegen eine natürliche Auslebung des Sexualtriebs richteten – es ist kein Wunder, dass seine wissenschaftliche Vorgehensweise sehr abhängig vom Standpunkt des Betrachters diffamiert wurde.

Das sexuelle Verhalten der Frau wurde 1953 veröffentlicht, fünf Jahre nach Erscheinen von *Das sexuelle Verhalten des Mannes* (beide Bände erschienen 1955 in Deutschland). Die Arbeit über weibliche Sexualität löste unmittelbar nach Erscheinen eine heftige Kontroverse in der Öffentlichkeit aus, die in keinem Vergleich zu den Reaktionen auf seine Publikation zur männlichen Sexualität stand. Grundlage der beiden Kinsey-Studien waren von ihm oder seinen Mitarbeitern persönlich geführte Gespräche, in denen weiße Amerikaner und Amerikanerinnen sehr detailliert nach ihrem Sexualverhalten befragt wurden – nach der Häufigkeit von Masturbation, Geschlechtsverkehr vor und während der Ehe, außerehelichem Sex und nach besonderen sexuellen Vorlieben (beispielsweise Homosexualität oder Analverkehr).

War man früher puritanisch davon ausgegangen, dass Masturbation bei Frauen ungesund und gefährlich sei, konnte Kinsey einen Zusammenhang zwischen vorehelicher Selbstbefriedigung und Orgasmusfähigkeit während des ehelichen Geschlechtsverkehrs nachweisen. Er lehnte die Theorien ab, die besagten, dass Selbstbefriedigung den vaginalen Orgasmus behindern würde, der zu dieser Zeit noch immer als Zeichen einer «reifen, erwachsenen» Sexualität dargestellt wurde. Stattdessen hatte Kinsey die Beobachtung gemacht, dass nicht die Vagina, sondern die Klitoris das eigentliche Organ weiblicher Lust sei.

Auch die Theorie, dass Frauen im Gegensatz zu Männern nur langsam zum Höhepunkt gelangen können, lehnte er ab.

Besonders seine Forschungen über Orgasmusstörungen haben unsere heutige Sicht auf die weibliche Sexualität massiv beeinflusst. Auf der Basis von rund 5000 Interviews mit Frauen kam Kinsey zu dem Schluss, dass Frigidität – definiert als das «Ausbleiben von Orgasmen» – relativ selten vorkommt, zumal neun von zehn Frauen angaben, bis zum Alter von 35 Jahren bereits Orgasmen erlebt zu haben. Zusätzlich gaben acht Prozent der Frauen an, Erregung auch ohne Höhepunkt erlebt zu haben. Kinsey schloss daraus, dass die Mehrheit der Frauen «orgasmusfähig» sei.

Weiterhin stellte sich bei seinen Interviews heraus, dass die Frauen, die keinen Orgasmus erlangen konnten, eher älter waren und jüngere Frauen fast immer einen Höhepunkt erreichten. Kinseys Erklärung: Die älteren Frauen waren im späten 19. Jahrhundert geboren worden und in einer Zeit aufgewachsen, in der eine wesentlich unfreiere Einstellung zur Sexualität herrschte als in den zwanziger Jahren des 20. Jahrhunderts.

Seinen Aufzeichnungen zufolge variierte das Alter des ersten Höhepunkts von elf Jahren (bei neun Prozent der Frauen) bis zu 20 Jahren (bei 50 Prozent der Befragten). Die meisten seiner Interviewpartnerinnen erlebten ihren ersten Orgasmus noch vor ihrer Ehe – lediglich 17 Prozent der Frauen gaben an, ihren ersten Höhepunkt in der Ehe erfahren zu haben. Auch die Auslöser des ersten Orgasmus variierten von Masturbation bis zu heterosexuellem Petting vor der Ehe.

Interessant an Kinseys Forschungen ist seine Feststellung, dass es eine große Ähnlichkeit zwischen männlichem und weiblichem Sexualverhalten gibt. Dabei betonte er in *Das sexuelle Verhalten der Frau* besonders die Ebene anatomischer Strukturen: «Männer und Frauen würden sich im Bett besser verstehen, wenn sie sich bewusst würden, dass sie sich anatomisch nur gering unterscheiden und vergleichbare Mechanismen zum Orgasmus führen.»

1966, 13 Jahre nach Kinseys Veröffentlichung zur weiblichen Sexualität, erregte das Buch *Die sexuelle Reaktion* großes Interesse (1967 erschien es in Deutschland). Geschrieben hatten es zwei amerikanische Wissenschaftler, der Arzt William H. Masters und die Verhaltensforscherin Virginia E. Johnson. Aufgrund ihrer Forschungen, die sie in ihrem Labor an der Washington University Medical School in St. Louis machten, diagnostizierten sie bei Frauen vier verschiedene sexuelle Reaktionsphasen: Erregungsphase, Plateauphase, Orgasmusphase und Rückbildungsphase.

In der Erregungsphase, so Masters und Johnson, wird die Vagina feucht, sie und die Klitoris schwellen an, die Atmung beschleunigt sich. In der zweiten Phase, der Plateauphase, werden die Genitalien stärker durchblutet, was dazu führt, dass das Gewebe im äußeren Drittel der Vagina anschwillt. Dies wiederum hat zur Folge, dass der Scheideneingang sich um mindestens 30 Prozent verengt, sodass der Penis beim Eindringen fest umschlossen wird. In dieser Phase schwellen auch die kleinen Schamlippen um das Zwei- bis Dreifache an, wodurch die großen Schamlippen auseinandergeschoben werden. Die nächste Phase, die Orgasmusphase, tritt dann ein, wenn die Stimulation der Klitoris und die Reibung des Penis gegen die Scheidenwand ihren Höhepunkt erreicht haben. Es kommt zu einer als lustvoll empfundenen Muskelkontraktion in der Gebärmutter, im äußeren Drittel der Scheide und im Bereich der Beckenbodenmuskulatur. Damit verbunden ist auch eine starke Durchblutung. In der letzten Phase, der Rückbildungsphase, ebben sämtliche physiologischen Vorgänge der letzten drei Stadien ab und kehren in den Ausgangszustand zurück.

Die Untersuchungsergebnisse von Masters und Johnson führten zu einer radikalen Veränderung in der Sexualtherapie. Die kognitive Verhaltenstherapie, eine Weiterentwicklung der ursprünglichen Verhaltenstherapie, die unter anderem auch Ängste berücksichtigt, wurde in die Behandlung integriert und fand breite Akzeptanz. Besonders viel Unruhe verursachte die Behauptung von Masters und Johnson, dass alle weiblichen Orgasmen klitoral seien und es keinen separaten vaginalen Orgasmus gäbe. (Inzwischen wurden verschiedene Formen von Orgasmen wissenschaftlich nachgewiesen.)

Die zweite wichtige Erkenntnis war, dass Frauen die Fähigkeit haben, intensive und multiple Orgasmen zu erleben – ohne eine anschließende reizunempfindliche Phase.

Masters und Johnson empfahlen, bei der Therapie einer sexuellen Störung nicht nur die Frau zu behandeln, sondern auch den Partner mit einzubeziehen.

Immer mehr Paare nahmen nach den Veröffentlichungen der beiden Wissenschaftler Paarsexualtherapien in Anspruch. Ein Schlüsselthema dabei: Wie beeinflussen nichtsexuelle Probleme in einer Beziehung das Sexualverhalten, und inwieweit kann eine Lösung dieser Schwierigkeiten zu einer Therapie der Sexualstörung beitragen?

Der Umgang mit der Sexualität war in den folgenden Jahren großen Veränderungen unterworfen. Die 60er Jahre waren die Zeit der sexuellen Revolution, und die Einführung der Antibabypille trug dazu bei. Sie kam in Deutschland erstmals 1961 auf den Markt; plötzlich mussten Frauen nicht mehr befürchten, ungewollt schwanger zu werden, und konnten Sex haben, wann immer und mit wem sie wollten. Andererseits vergrößerte sich der Druck, sexuell aktiv und leistungsfähig zu sein. Diese sexuelle Befreiung wurde in den 80er Jahren wiederum gedämpft, als eine bisher unbekannte und gefährliche sexuell übertragbare Krankheit bekannt wurde: Aids. Zum Schutz mussten nun wieder Kondome benutzt und mit dem Partner offen über vorherige sexuelle Kontakte gesprochen werden. Vielfach wurde ein HIV-Test erwartet, bevor man sich körperlich auf einen neuen Partner einließ.

In der heutigen Zeit sind Probleme mit der Sexualität das Tabuthema. Vielen Frauen fehlt der Mut, ihrem Partner gegenüber die eigenen sexuellen Wünsche zu äußern und über Orgasmusschwierigkeiten zu sprechen.

In den vergangenen Jahren hat es viele weitere Publikationen zur weiblichen Sexualphysiologie gegeben, die sich mit den bisherigen Theorien auseinandergesetzt und sie weiterentwickelt haben. Aufgrund der Pionierarbeit einzelner Wissenschaftler verfügen Sexualmediziner heute über diagnostische Möglichkeiten, die betroffenen Frauen in vielen Fällen bei der Lösung ihrer Orgasmusprobleme helfen können.

4. Professionelle Gespräche über Sex – die Psychotherapie

Die Ergebnisse der Forschungen von Masters und Johnson veränderten die Behandlung sexueller Probleme grundlegend: Die psychoanalytische Therapie wurde Schritt für Schritt durch psychotherapeutische Behandlungsformen erweitert – auf individueller und auch auf Paarebene. Paartherapien wurden propagiert, da die beiden Wissenschaftler herausgefunden hatten, dass bei der Hälfte der betroffenen Frauen auch der Partner signifikante Probleme mit Sexualität hatte.

Um die sexuellen Störungen erfolgreich zu behandeln, berücksichtigten die Therapeuten zwei entscheidende Aspekte: Zum einen ging es darum, in Gesprächen herauszuhören, inwieweit in einer Beziehung nichtsexuelle Probleme (Intimitäts-, Kommunikations-, Respekt- und Rollenkonflikte) die körperliche Lust beeinflussen. Zum anderen wollten sich die Therapeuten immer wieder rückversichern und genau überprüfen, ob die Therapie überhaupt Veränderungen in der Partnerschaft bewirkte, auf emotionaler wie auf sexueller Ebene.

Einfach war dieser Weg nicht, denn die bislang praktizierten Beziehungstherapien waren noch längst keine Sexualtherapien. Viele Patienten konnten nicht nachvollziehen, dass ihre partnerschaftlichen Konflikte möglicherweise in einem Zusammenhang mit ihren sexuellen

Störungen standen. Gerade Frauen, die sexuell eher unterdrückt wurden, reagierten misstrauisch, als man sie dazu aufforderte, ihre erotischen Wünsche und Gefühle zum Ausdruck zu bringen. Sie hatten noch nicht gelernt, dass Frauen neben dem hart erkämpften Wahlrecht plötzlich auch eine «sexuelle Stimme» hatten.

Heute ist eine Sexualtherapie, die sich auf den sexuellen und den partnerschaftlichen Aspekt in einer Beziehung konzentriert, eine wichtige Basis, um sexuelle Dysfunktionen zu behandeln – aber es ist noch immer nicht leicht, mit einem professionellen Therapeuten unbefangen über die eigene Sexualität zu sprechen.

Ein Beispiel aus meiner Praxis

Nicole S. ist eine 24-jährige kaufmännische Angestellte. Ihre linke Brust ist um etwa ein Drittel kleiner als die rechte. Sie schämt sich dafür und möchte nicht, dass ihr Freund, mit dem sie seit drei Jahren zusammen ist, sie nackt sieht. Beim Sex lässt sie den BH an, und ihre Erregung wird regelmäßig durch den Gedanken gestört, dass ihr Freund ihre Brust ansehen könnte. Sie möchte nicht, dass diese Brust berührt wird, und auch nicht über die Brust sprechen. Nicole S. will, dass ihr Freund ihre Wünsche akzeptiert, doch die Situation verschärft sich, als der

Partner Antworten einfordert. Er will nicht nur im Dunkeln mit ihr schlafen und setzt sich auch über ihre Berührungsverbote hinweg. Die Auseinandersetzung eskaliert, als sie sich weigert, weiterhin mit ihm zu schlafen.

In einer Paartherapie sprechen die beiden über ihren Konflikt. Er findet ihre Brüste erotisch, auch wenn sie nicht symmetrisch sind. Beide lehnen eine operative Angleichung aufgrund des Risikos ab. Nach einigen Wochen Therapie kann sie Berührungen unter der Bedingung zulassen, dass sie in der Dunkelheit passieren. Ihr Partner findet das zwar blöd, kann sich aber damit abfinden.

Bei der Sexualtherapie handelt es sich vorwiegend um eine spezifische Form der Gesprächstherapie, wie sie der amerikanische Psychotherapeut Carl Rogers in seinen Encounter-Gruppen in den 60er Jahren maßgeblich entwickelt hat. Bei dieser Alternative zur Psychoanalyse, bei der der Therapeut steuernd (direktiv) vorgeht, lernt der Klient, wie er sich selbst heilen kann.

Einzeltherapien sind für Frauen dann sinnvoll, wenn ihre sexuellen Probleme mit Erlebnissen in der Vergangenheit zu tun haben – etwa einem sexuellen Missbrauch in der Kindheit –, wenn sie also die eigene sexuelle Geschichte und Identität kennenlernen. Dabei sollte der Patientin bewusst werden, dass ihre Schwierigkeiten nichts Statisches sind, sondern vielfach auf kulturellen und gesellschaftlichen Vorstellungen basieren, denen man entgegenwirken kann. Auch wenn sie lange in ihrem Lusterleben eingeschränkt war, muss sie dies nicht als unveränderliches Schicksal sehen.

In einer Sexualtherapie, die den Partner einbezieht, konzentriert man sich weniger auf vergangene Erlebnisse, sondern auf das Hier und Jetzt. Da viele Paare nicht gern miteinander über Sex reden, steht der Psychotherapeut vor der Herausforderung, dieses Gespräch in Gang zu bringen und deutlich zu machen, dass sexuelle Probleme nur gemeinsam gelöst werden können. Es ist wichtig zu erfahren, wie der jeweils andere mit den Problemen umgeht, welche Anteile den Mann bei weiblichen Störungen betreffen. Viele Frauen nehmen an, dass ihr Partner mehr unter ihren sexuellen Problemen leidet als sie selbst – über all diese Vorurteile sollte das Paar offen sprechen. Der Therapeut hat dabei letztlich die Aufgabe, die Schwierigkeiten des Paars zu erkennen und ihm hinsichtlich der Sexualität neue Perspektiven aufzuzeigen. Manchmal geht es auch nur um Informationen – so können Sexualpraktiken im Vordergrund der Aufklärung stehen, aber auch die Verwendung von erotischen Hilfsmitteln. Nicht selten ist es notwendig, den Partner genauer über die weibliche Anatomie zu informieren.

Um einen Neuanfang in einer längeren Beziehung möglich zu machen, kann den Klienten in einer Psychotherapie der Sex erst einmal «verboten» werden, um den sexuellen Leistungsdruck zu mindern und den Fokus wieder auf die Beziehung zu lenken.

Wer eine Sexualtherapie beginnt, sollte sich darüber im Klaren sein, dass es nicht eine einzige «Rundum-Problem-lösung» geben wird. Sexuelle Schwierigkeiten sind meist nicht akut, sondern komplex und mit vielen Beziehungs-konflikten verzahnt, sodass nur in den wenigsten Fällen eine Instant-Therapie ausreicht. Ob Einzel- oder Paarthe-rapie – wichtig ist, sich selbst nicht unter Zeitdruck zu set-zen und keine zu hohe Erwartung zu haben.

Das Gespräch an sich kann schon Therapie sein. Wer sein eigenes sexuelles Begehren begreift und es formulie-ren kann, erkennt eher, warum es in spezifischen Situa-tionen Schwierigkeiten gibt. Manchmal müssen Paare in einer Therapie lernen, einander wieder zu berühren und Zärtlichkeiten auszutauschen. Auf diese Weise entsteht nach und nach eine eigene sexuelle Kommunikation – eine gute Basis, um den Weg gemeinsam fortzusetzen.

Ob eine Sexualtherapie wirklich hilft, hängt in erster Li-nie davon ab, wie sehr sich die Klienten darauf einlassen können und ob sie den richtigen Therapeuten gefunden haben.

Ein Beispiel aus meiner Praxis

Mareike K. ist eine 34-jährige Friseurin. Ihr Partner ist 29 Jahre alt. Die beiden haben sich in sexueller Hinsicht sehr gut verstanden. Nun möchte sie eine verbindliche Beziehung, zusammenziehen und Kinder haben, er hingegen fühlt sich noch zu jung dafür. Ohne offen darüber zu sprechen, beginnt sie, sich ihm immer häufiger sexuell zu verweigern, und gibt jedes Mal andere Gründe an, warum sie gerade nicht mit ihm schlafen will. Sie schaffen es nicht, den Konflikt anzusprechen oder zu lösen. Er schläft mit einer ihrer Freundinnen, sie erfährt davon und ist wütend und traurig. Sie bleiben zusammen, weil sie sich nicht wirklich voneinander trennen können, machen sich Vorwürfe, jeder Gesprächsversuch endet im Streit und hinterlässt tiefe Verbitterung. Sexualität ist zu diesem Zeitpunkt völlig unmöglich.

Die beiden sind auf einen neutralen Therapeuten angewiesen, der ihnen aus der Frustration und Aggression hilft.

Nach einem offenen und ehrlichen Gespräch fühlen sich beide wie befreit, und in der wohlwollenden Atmosphäre empfinden sie auch in sexueller Hinsicht keine Blockade mehr. Die Grundproblematik ist jedoch noch nicht gelöst, eine weitere Paartherapie ist deshalb empfehlenswert.

5. Weibliche Sexualität

Der weibliche Orgasmus

Männer haben keine oder nur geringe Schwierigkeiten, einen Orgasmus zu identifizieren – bei Frauen ist diese Angelegenheit nicht immer so einfach. Männer initiieren sexuelle Situationen mit dem eindeutigen Ziel, hoffentlich einen Orgasmus zu bekommen, für Frauen ist oftmals Vor- und Nachspiel genauso wichtig wie ein Höhepunkt.

Während William H. Masters und Virginia E. Johnson in den 50er Jahren rund 700 Männer und Frauen beim Geschlechtsverkehr und beim Masturbieren beobachteten und ihre Daten wissenschaftlich auswerteten, begab sich ungefähr zur selben Zeit der deutsche Gynäkologe Ernst Gräfenberg auf die Suche nach einem Lustzentrum in der Scheide. 1950 schrieb er in einem Artikel über eine «erogene Zone in der vorderen Vaginalwand, entlang der Harnröhre, die bei sexueller Stimulation anschwillt». Gräfenberg glaubte damit bewiesen zu haben, dass eine alleinige Stimulierung der Klitoris beim vaginalen Geschlechtsverkehr für den Orgasmus nicht ausreicht.

Später wurde diese Region von den amerikanischen Wissenschaftlern John D. Perry und Beverly Whipple als «G-Punkt» bezeichnet – der Buchstabe «G» sollte an Gräfenberg erinnern. Die Zone liegt ungefähr vier bis fünf

Zentimeter vom Scheideneingang entfernt an der Vorderwand der Scheide und hat einen Durchmesser von einehalb bis zwei Zentimetern. Ist die Scheide noch trocken, wird die Stimulation dieser Region eher als unangenehm empfunden, doch bei größerer Erregung sondert das Drüsengewebe (Skene-Drüsen), das in unmittelbarer Nähe der G-Zone und links und rechts der Harnröhre liegt, Sekrete ab, wodurch die Lustwahrnehmung erhöht wird. Viele Frauen spüren bei der Stimulation des G-Punkts, dass eine größere Menge Flüssigkeit abgesondert wird – eine Art weiblicher Ejakulation. Oft wird die Flüssigkeit fälschlicherweise für Urin gehalten; es handelt sich aber um ein milchiges bis hellgelbes Sekret, das dem Ejakulat des Mannes ähnelt. Bei Untersuchungen wurden unterschiedliche Flüssigkeitsmengen festgestellt, von einigen Tropfen bis zu einigen Millilitern.

Der G-Punkt und die weibliche Ejakulation haben zu heftigen Diskussionen und Kontroversen geführt, die noch immer nicht abgeschlossen sind. Kritiker bestreiten, dass es eine solche G-Zone überhaupt gibt, da viele Patientinnen in diesem anatomischen Bereich keine sexuellen Empfindungen haben. Andere Wissenschaftler entgegnen, dass die Gräfenberg-Zone eine wesentliche Rolle bei der Geburt spielt und einen schmerzlindernden Effekt hat. Diese These wurde durch Tierversuche gestützt.

Als «Orgasmus-Punkte» werden auch der C-Punkt (Klitoris-Orgasmus) und der U-Punkt genannt (das Areal um die Harnröhe, fachsprachlich als Urethra bezeichnet). Jede Frau wird durch ihre Erfahrungen, durch bestimmte

Stellungen oder einen gut trainierten Beckenboden individuelle Sensibilitäten entwickeln.

In einer amerikanischen Studie von 1992 wurde mit dem Vorurteil aufgeräumt, dass das Erleben eines Orgasmus für Männer wichtiger sei als für Frauen. Insgesamt knapp 50 Prozent der befragten Männer und Frauen gaben an, ein Orgasmus sei das «Erstrebenswerteste» beim Sex. Für den Rest der Befragten – männlich wie weiblich – waren Faktoren wie Intimität, der Akt selbst und das Nachspiel ebenso wichtig wie der Höhepunkt.

Ekstase, Euphorie und Genuss während des Orgasmus werden von körperlichen Reaktionen begleitet, von Kontraktionen der Vagina und der Gebärmutter. Eine Ausschüttung von Prolaktin ist messbar und somit ein medizinisches Indiz für den Höhepunkt. Dabei gibt es zwischen dem klitoral und dem vaginal stimulierten Orgasmus subjektive Unterschiede, und manche Frauen beschreiben die beiden Orgasmustypen sogar sehr dezidiert: Der klitorale Höhepunkt wird als «warm», «kitzelnd» und «elektrisch» und der vaginale Orgasmus als «pochend», «tief» und «erleichternd» beschrieben. Ungeklärt ist jedoch, ob diese beiden Arten von Höhepunkt tatsächlich auch physiologisch unterschiedliche Phänomene sind. Untersuchungen, bei denen die vaginale Kontraktion, der Grad der Scheidenfeuchte, die Dauer der Erregung im Verhältnis zum Blutdruck gemessen wurden, lassen vermuten, dass es sich um dieselben «körperlichen» Reaktionen handelt, die unterschiedlich intensiv erlebt werden.

Es gibt Areale im Bereich des Scheideneingangs, die für erotische Stimulation besonders empfänglich sind, da hier – im Gegensatz zum umliegenden Gewebe – viele sensible Nervenrezeptoren auf engem Raum vorhanden sind.

Nicht nur der G-Punkt selbst ist empfindlich, sondern die gesamte Region um den G-Punkt verfügt über eine besonders hohe Erogenität, die zur Peripherie hin geringer wird. Das gilt jedoch nicht für alle Frauen. Einige empfinden eine Berührung dieses Areals nicht als lustvoll, sondern fühlen eine Art Harndrang; andere spüren ein intensives Lustgefühl, das zu starken vaginalen Orgasmen führen kann, bisweilen verbunden mit einer Ejakulation. Diese verschiedenen erogenen Punkte liegen alle auf einer Linie, und da das Gewebe zwischen den einzelnen Punkten ebenfalls sehr sensibel ist, wird von einer erogenen Linie gesprochen, die an der Klitorisspitze beginnt und über das Gewebe um die Mündung der Harnröhre bis zum G-Punkt führt. Dort wird die Linie von der Scheidenhöhle unterbrochen – das tiefere Scheidengewebe ist relativ unempfindlich – und verläuft dann weiter am hinteren Scheidenausgang über den Damm bis zum Anus (auch das perianale Gewebe um die Schließmuskeln ist besonders sensibel).

Die erogene Linie verbindet also die Klitoris mit dem Perianalbereich; durch die Unterbrechung im Bereich des Scheidenlumens hat sie die Form eines Ausrufezeichens (!). Berührungen entlang dieses erogenen Ausrufezeichens werden von den meisten Frauen als angenehm oder lustvoll empfunden.

Werfen wir doch einmal einen genauen Blick auf die weibliche Anatomie.

Die für den Orgasmus wichtigste Funktion kommt sicher der Klitoris («Kitzler») zu, denn sie ist ein hocherogenes Organ. Die Klitorisspitze verfügt über zwei- bis dreimal mehr Nervenrezeptoren als die Peniseichel und mündet im Innern in einen doppelt angelegten Klitorisschaft, der sich dann in die beiden Klitorisschenkel teilt. Diese sind bis zu neun Zentimeter groß und verlaufen links und rechts der Scheide, umgeben von Schwellkörpergewebe, das zum Teil in den kleinen Schamlippen liegt. Weiteres Schwellkörpergewebe findet sich auch im Harnröhrenbereich, um die Scheide herum und in der Nähe des Dammes.

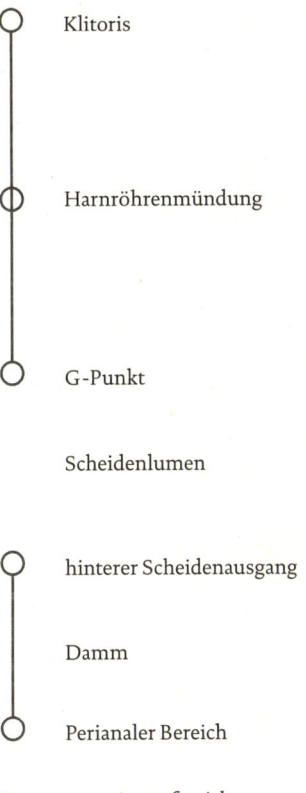

Klitoris

Harnröhrenmündung

G-Punkt

Scheidenlumen

hinterer Scheidenausgang

Damm

Perianaler Bereich

Das erogene Ausrufezeichen beginnt mit der Klitoris und endet am Anus.

1 Klitoris mit Eichel
   in der Vorhaut

2 Schwellkörper

3 Klitorisschenkel

4 Harnröhrenmündung

5 Vorhofschwellkörper

6 Scheidenöffnung

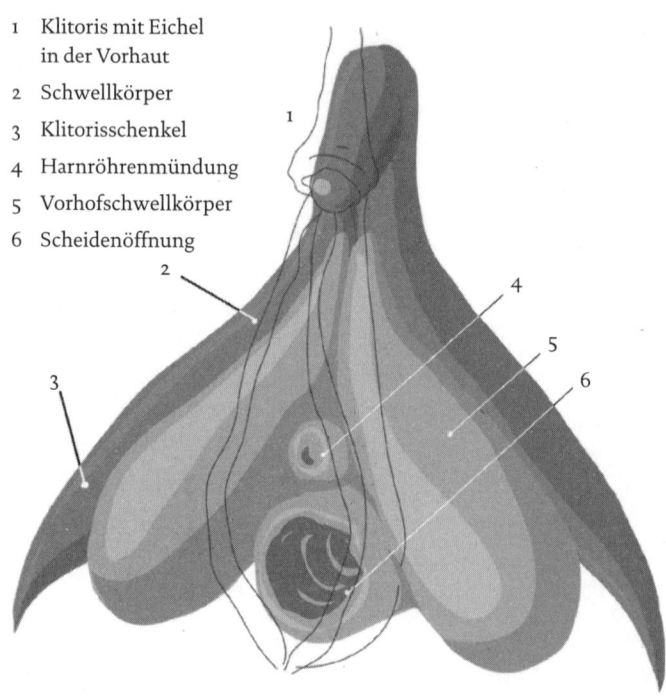

Das äußere, sehr sensible Drittel der Scheide liegt in enger anatomischer Nähe zur Klitoris, die anderen zwei Drittel sind unempfindlicher gegenüber sexuellen Berührungen.

Der Vaginalbereich ist stark durchblutet; Störungen der Perfusion können zu Erregungsstörungen führen.

Das gesamte Genitale ist Sender und Empfänger von Nervenimpulsen und gibt Informationen über die peripheren Nerven an das zentrale Nervensystem. Auf diese Weise kommt es zu einer sexuellen Reaktion des genitalen Gewebes.

Die Impulse des Parasympathikus führen zu einer Entspannung der Vaginalmuskeln; dadurch wird auch die Scheide feucht. Über das Nervensystem erhöht sich wiederum der Blutdruck, ebenso die Herzfrequenz. Sympathikus und Parasympathikus gehören zum autonomen Nervensystem, das nicht der willkürlichen Kontrolle unterworfen ist.

Die Gebärmutter befindet sich im unteren Zentrum des Beckenbereichs. Der Gebärmutterhals verbindet sie mit der Scheide, und sie ist mit Gewebebändern an den seitlichen Wänden des Beckens «aufgehängt». Der unterste Pol des Gebärmutterhalses, der in die Scheide hineinragt, wird als Muttermund bezeichnet. Die Gebärmutterhöhle ist spaltförmig und geht nach unten in den Gebärmutterkanal über. Die Gebärmutter ist birnenförmig, besteht meist aus glatter Muskulatur und ist das einzige Organ, zu dem Männer kein anatomisches Äquivalent besitzen. Medizinisch ist man sich nicht sicher, inwieweit eine Gebärmutterentfernung (Hysterektomie) die sexuelle Empfindsamkeit verändert, da durch die Operation Nervenverbindungen zerstört werden können und sich die anatomische Anordnung der Beckenorgane verändert. Studien haben ergeben, dass viele Frauen Zeit brauchen, um zu einer normalen Sexualität zurückzukehren, vielfach bis zu einem halben Jahr. Andere Untersuchungen haben wiederum ergeben, dass Frauen nach einer Gebärmutterentfernung sogar verstärkt Lust auf Sex hatten.

Der Beckenboden ist die innere Mitte einer Frau und besteht aus drei Muskelschichten, die zwischen Sitzhöckern, Scham- und Steißbein gespannt sind und wie ein Gitter übereinanderliegen. Die Muskelschichten schützen die Organe des Bauchraums wie Gebärmutter, Blase und Darm. Wenn eine Frau so sehr unter Spannung steht, dass sich der gesamte Körper verkrampft, kann es zu einer sehr schmerzhaften Beckenbodenspastik kommen. Im Alter wird die Muskulatur des Beckenbodens schwächer, was oftmals mit dem veränderten Hormonhaushalt zusammenhängt. Betroffene Frauen fühlen sich dann anfangs leicht erschöpft, später kann eine Blasenschwäche hinzukommen (siehe auch S. 104).

Ein Beispiel aus meiner Praxis

Manon B. ist 41 Jahre alt und arbeitet als Bühnenbildnerin. Sie hat eine Freundin, die ihr von vaginalen Orgasmen berichtet. Diese Höhepunkte sind ganz anders und das Glücksgefühl im Anschluss überaus delikat. Die Freundin hat einen neuen Partner, einen Japaner, und mit ihm hat sie diese Erfahrung erstmalig und dann immer wieder gemacht. Manon B. fühlt sich gesund, sie hat auch keine Orgasmusstörung, dennoch möchte sie aus purer Neugier wissen, ob sie das auch lernen kann.

Ihre physiologischen Parameter, insbesondere die Sensibilität der vorderen Vaginalwand, sind unauffällig. Sie erhält Informationen über die Topographie der intravaginal gelegenen erogenen Areale und Empfehlungen zur Technik vaginaler Stimulation sowie Hinweise auf geeignete Hilfsmittel. Ein paar Wochen später ist sie noch nicht erfolgreich, sagt aber, sie wisse nun, um welches Areal in der Scheide es gehe. Sie kommt in Erregung, aber bisher ist der Orgasmus ausgeblieben. Vier Monate später ruft sie mich an – und es ist vollbracht. Sie kann vaginale Orgasmen erleben, jedoch nur unter bestimmten Voraussetzungen. Ihre Lust beeinflusst sie mit aphrodisierenden Nahrungsmitteln wie Eiern und Kaffee oder Aktivitäten wie Joggen und Sauna. Manon B. bereitet sich jetzt regelrecht auf dieses Erlebnis vor. Der Penis ihres Partners darf nicht tief eingeführt und nur wenig bewegt werden, und sie bestimmt in der Reiterposition den Peniswinkel mit hohem Druck und Dehnungsgefühl in der Vagina. Es dauert lange, bis sie einen Orgasmus hat, dieser ist dann aber heftig. Ihrem Partner ist der Druck auf seinen Penis manchmal zu hoch, und er befindet sich bisweilen zwischen Schmerz und Lust. Fast hat er Angst, dass sie ihm den Penis bricht, und auch sein eigener Orgasmus wird verzögert. Aber dennoch sind beide von der sexuellen Intensität überrascht.

Sexuelle Motivation

Sexuelle Motivation ist die Voraussetzung für erotische Phantasien, Handlungen und Gedanken, wobei Erfahrungen und Erwartungen die Lust auf Sex steigern oder minimieren können.

Aber wie definiert man «Lust» und «Erregung»? Im Prinzip sind es zwei Begriffe für unterschiedliche Phäno-

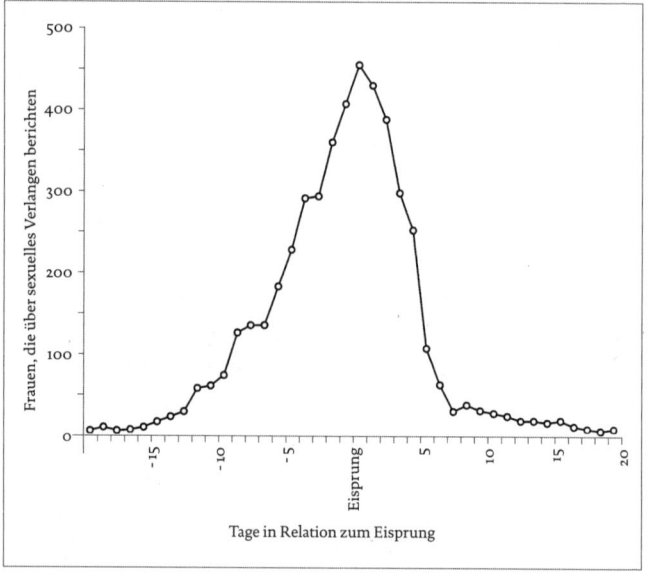

Die Anzahl von Frauen, die über sexuelles Verlangen berichten, in Relation zum Eisprung.
Quelle: Stanislaw H, Rice FJ. Correlation between sexual desire and menstrual cycle characteristics. Arch Sex Behav 1988;17.

mene; dennoch ist es schwierig, sich sexuelle Lust ohne Erregung vorzustellen. Lust wird als «Appetit auf Sex» verstanden, als ein inneres Stimulans, als mentaler Status. Sexuelle Erregung ist dagegen ein physiologisches und psychologisches Zusammenspiel von neurologischen, muskulären, hormonellen und gefäßbedingten Faktoren und einer subjektiven Empfindung.

Man hat festgestellt, dass sexuelle Stimulierbarkeit stark von Sexualhormonen abhängig ist; bei den meisten Frauen ist besonders um die Zeit des Eisprungs ein erhöhtes Level an Sexualhormonen und damit ein stärkeres sexuelles Verlangen erkennbar.

Weibliche Sexualhormone

Das menschliche Sexualverhalten wird vom Hormonstatus beeinflusst. In Tierversuchen konnte die Wirkung von Sexualhormonen auf den Hypothalamus dargestellt werden, und es war auch möglich, Sexualhormonrezeptoren im Gehirn nachzuweisen. Sexualhormone gehören zu der Gruppe der Steroidhormone, die vor allem in der Nebennierenrinde und den Keimdrüsen gebildet werden:

FSH (Follikelstimulierendes Hormon) wird in der Hypophyse gebildet und stimuliert bei der Frau die Hormonproduktion der Eierstöcke. Zusammen mit dem luteinisierenden Hormon LH ist es für die Auslösung des Eisprungs zuständig. Eine ausreichende Produktion des FSH ist notwendig, weil es an der Transformation der Androgene in Östrogene beteiligt ist. Die meisten Frauen haben vor der Menopause ein LH-FSH-Verhältnis von 1 zu 1.

LH (Luteinisierendes Hormon) fördert den Eisprung und die Gelbkörperbildung und ist zusammen mit dem follikelstimulierenden Hormon für Wachstum und Produktion der Geschlechtszellen zuständig, insbesondere für den Eisprung. Vor dem Eisprung ist ein steiler Anstieg der LH-Konzentration im Blut nachweisbar. Dabei wird die herangereifte unbefruchtete Eizelle aus dem reifen Follikel, dem sogenannten Graaf-Follikel des Eierstocks, gestoßen. Zugleich steigert LH passiv die Bildung von Östrogen.

Androgene Hormone werden bei der Frau zu gleichen Teilen in den Eierstöcken und in den Nebennieren produziert. Von der Pubertät an bleibt der Spiegel bis auf kleinere Abweichungen während des Menstruationszyklus konstant. Etwa zehn Jahre vor der Menopause beginnt ein leichter, fortschreitender Produktionsabfall in den Eierstöcken. Bei den meisten Frauen wird die Libido durch diese Minderung nicht beeinträchtigt, auch dann nicht, wenn der Zyklus aussetzt. Ein niedriges Niveau des Testosteronspiegels stellt sich erst in fortgeschrittenem Alter oder nach einer Chemo- beziehungsweise Radiotherapie ein.

Es ist unumstritten, dass Androgene für die körperlichen wie auch psychischen Aspekte weiblicher Sexualität wichtig sind. Sie sind aber nur ein Baustein im komplexen Gefüge weiblicher Lust. Wie sie wirken, ist noch nicht abschließend geklärt; man vermutet, dass sie die motivierenden und die rationalen Prozesse der Sexualität beeinflussen.

Testosteron ist ein androgenes männliches Hormon, das besonders wichtig für die Leistungsfähigkeit, die Vitalität und die Libido ist. Androgene spielen wohl auch eine Rolle bei der Verarbeitung von sexuellen Reizen im Zentralnervensystem. Es wird von den Eierstöcken und der Nebennierenrinde gebildet, auch über die Menopause hinaus. Bislang ist ungeklärt, bis zu welchem Alter die Ovarien zur Produktion von Androgenen fähig sind. Ursachen für einen Androgenmangel können organische Schäden sein, das Klimakterium, aber auch Medikamente wie etwa Antibabypillen oder Antiepileptika. Symptome, die mit einer verminderten Androgenproduktion in Verbindung gebracht werden, sind Libidomangel, Ausfall der Schamhaare, Osteoporose, Müdigkeit, ein allgemeines Unwohlsein und Antriebslosigkeit.
Weitere männliche Geschlechtshormone bei Frauen sind **Androstendion** und **Dehydroepiandrostendion**.

DHEAS (Dehydroepiandrosteron-Sulfat) ist eine Vorstufe von Testosteron. Je älter eine Frau wird, umso geringer wird die Produktion von DHEAS, was wiederum zu einem Absinken der Androgene führt. Neuere Untersuchungen haben gezeigt, dass viele prä- wie auch postmenopausale Frauen, die über Lustlosigkeit beim Sex klagten, einen niedrigen DHEA-Spiegel aufwiesen. Man vermutet, dass sich dahinter ein Defekt der adrenalen Steroidsynthese verbirgt. Eine Behandlung mit DHEA kann in solchen Fällen zu einer verbesserten Sexualität führen.

Prolaktin ist ein Hormon, das im Hypophysenvorderlappen gebildet wird und vor allem für das Wachstum der Brustdrüse und die Milchsekretion (Laktation) verantwortlich ist. Es unterdrückt beim Stillen auch den Follikelsprung (Eisprung) und hält die Libido gering, damit sich die Mutter zunächst einmal ungestört um ihr Kind kümmern kann und nicht so schnell wieder schwanger wird. Freigesetzt wird es durch Stimulation der Brustwarze und beim Orgasmus.

Östrogene spielen im weiblichen Körper eine besonders große Rolle. Sie wirken als Wachstumshormone für die Brust, für die Gebärmutter und die Eierstöcke und sie beeinflussen das zentrale und periphere Nervensystem. Östrogene bereiten den Weg für eine höhere synaptische Aktivität und bewirken eine höhere Frequenz im Sexualverlangen. Eine Frau produziert drei Typen von Östrogenen: Östriol, Östradiol und Östron. Östradiol wirkt im Zusammenspiel mit Prolaktin, ihre aufeinander abgestimmte Produktion ist unter anderem für einen regulären Menstruationszyklus unverzichtbar. Das Östron wird im Köperfett gebildet, weshalb bei magersüchtigen Frauen die Menstruation ausbleibt und sie vorzeitig Osteoporose entwickeln. Im Klimakterium verlagert sich der Schwerpunkt der Östrogen-Bildung auf dieses Hormon.

Östrogene sind wichtig für die Sexualität. Ein Östrogenmangel kann zu einer verminderten Durchblutung der Vulva und zu einer Atrophie der Scheidenschleimhaut führen. Der pH-Wert in der Vagina kann ansteigen, was ein erhöhtes Infektionsrisiko in sich birgt. In der Peri- und Postmenopause kann ein niedriger Östrogenspiegel zu Beschwerden wie Hitzewallungen, Schlafstörungen, Blutungsunregelmäßigkeiten, erhöhtem Risiko für Herzerkrankungen, mangelndem Sexualverlangen, Stimmungsschwankungen und einer psychischen Instabilität führen.

Es gibt Theorien, die darauf hinweisen, dass Östrogene das Verhalten bei der Partnerwahl beeinflussen. Zudem kann ein stabiler Östrogenhaushalt zu einer ausgeglichenen Zufriedenheit führen.

6. Sex in den Wechseljahren

Die Zeit der Wechseljahre ist für die meisten Frauen eine sehr dynamische Phase – nicht nur in körperlicher Hinsicht. Die Kinder gehen aus dem Haus, die Chance, weitere zu bekommen, besteht nicht mehr, und eine berufliche Umorientierung fällt auch zusehends schwerer. In vielen Beziehungen kriselt es während dieser Zeit, und nicht selten werden langjährige Ehen geschieden.

In der Medizin geht man davon aus, dass die Wechseljahre eine Zeitspanne von rund zehn Jahren umfassen, etwa vom 45. bis zum 55. Lebensjahr. Das Klimakterium beginnt mit einem veränderten Rhythmus der Eierstöcke – es bilden sich nicht mehr wie bisher Monat für Monat befruchtungsfähige Eier, sondern der Eisprung verzögert sich zeitlich und findet manchmal auch gar nicht statt. Diese Unregelmäßigkeiten haben Auswirkungen auf den Hormonhaushalt. Die Östrogene und das Progesteron – beide Hormone werden unter anderem in den Eierstöcken produziert – zirkulieren nur noch in bestimmten Intervallen und Konzentrationen im Blut, wobei die Produktion von Östrogen zu hoch und von Progesteron zu niedrig ist. Man bemerkt diese Veränderung selbst kaum; lediglich die Regel setzt ein oder zwei Tage früher oder später ein, und die Brust spannt möglicherweise etwas mehr.

Doch dabei bleibt es nicht, denn die Eierstöcke geraten immer mehr aus dem Takt, was zu den bekannten und äu-

ßerst lästigen Klimakteriumsbeschwerden führt: Hitzewallungen, Schweißausbrüche, Schlaf- und Herzrhyth-
musstörungen, die kommen und gehen, wann es ihnen
passt. Nicht jede Frau leidet darunter; wissenschaftlichen
Untersuchungen zufolge haben 25 Prozent der Frauen
keine Wechseljahrsbeschwerden, 50 Prozent mehr oder
wenig stark ausgeprägte und die restlichen 25 Prozent sehr
große Schwierigkeiten.

Der Eisprung findet nun seltener statt, das Progesteron
wird kaum noch gebildet, auch die Östrogenproduktion
minimiert sich. Das führt bisweilen zu heftigen Blutungen, die in längere und leichtere Blutungen übergehen
können. Manchmal verkürzt sich der Abstand zwischen
den Blutungen (bis zu zwei Wochen), dann kann er sich
auch wieder vergrößern (sieben Wochen oder länger), bis
die Regel ganz aufhört.

Am Ende der Wechseljahre werden kaum noch Hormone in den Eierstöcken produziert, einzig das Fettge-
webe ist noch in der Lage, mit Hilfe eines Hormons aus
der Nebenniere Östrogene zu bilden.

Ein Beispiel aus meiner Praxis

Erdmute H., 49 Jahre, Kunstmaklerin, hat seit acht
Monaten einen unregelmäßigen Zyklus, ab und zu
Hitzewallungen und Schlafstörungen. Sie fühlt al-
lenfalls geringe Stimmungsschwankungen, manch-

mal ist sie etwas reizbar, und es sind oft Kleinigkeiten, die sie nerven. Allerdings merkt sie an der Reaktion ihrer Familie, dass sie sich wohl doch deutlich anders verhält als früher. Zu Hause herrscht oft eine sehr angespannte Atmosphäre; die Kinder verschwinden dann in ihre Zimmer, und ihr Mann flüchtet in den Tennisclub. Sie merkt, dass sie in solchen Situationen von allen gemieden wird. Der Ehemann, ein Textilmanager Anfang 50, beschreibt das Verhältnis zu seiner Frau als grundsätzlich gut, aber seit einem Jahr kommt es häufiger vor, dass er seine Frau nicht wiedererkennt, sie hat an manchen Tagen einen ganz anderen Charakter, ist dann wie ein Derwisch. Er gibt mir ein Beispiel: Am Samstagmorgen möchte er in Ruhe Zeitung lesen. Seine Frau fordert ihn auf, das Geschirr auf eine bestimmte Art in die Spülmaschine zu räumen. Er willigt ein, aber der Vorschlag erscheint ihm nicht plausibel. Sie insistiert, ihr Ton wird angestrengter, beide werden lauter.

Er bittet sie, ihn jetzt in Ruhe zu lassen, es gehe schließlich nur um eine Kleinigkeit. Sie ignoriert seinen Wunsch, es gibt Streit, sie wird vorwurfsvoll, wirkt wie vom Teufel geritten, aggressiv und höhnisch. Er verlässt das Zimmer, schließt sich in seinem Arbeitszimmer ein und ärgert sich sehr. Solche Situationen sind in den letzten Monaten schon mehrmals eskaliert; Gespräche über das Problem scheitern regelmäßig. Die Wut weicht einer stillen Verbitterung. Der Ehemann hat das Gefühl, dass die Streitereien seine Zuneigung substanziell beschädigen, seine Frau ist ihm fremd. Ein paar Tage später ist sie wieder freundlich und wohlwollend, als sei nichts passiert.

Zu dem Streit scheint sie keine innere Verbindung mehr zu haben. Sie ist wie ausgewechselt. Die Auseinandersetzungen, die verletzenden Vorwürfe, der Hohn haben ihren Mann jedoch innerlich verändert. Die Belastung spürt er physisch, er hat kein Interesse an körperlicher Nähe, und sie schlafen nur noch selten miteinander.

Die Partnerschaft leidet an einer dauerhaften Verbitterung – jeweils neu entfacht durch Kleinigkeiten. Beide sind für ein klärendes Gespräch blockiert, leiden an einer notorischen Gesprächsunwilligkeit, ziehen sich störrisch auf sich selbst zurück und verzichten – ohne es eigentlich zu wollen – auf Sexualität. Ein Gedanke an Intimität erscheint ihnen unter diesen Bedingungen grotesk. Im Grunde könnte jetzt nur noch eine sexualtherapeutische Sitzung helfen, die darauf hinarbeitet, dass sich beide über diese Situation verständigen können, um dann doch zu einer Lösung zu finden.

Solange noch ausreichend Östrogene vorhanden sind, ist die Scheidenschleimhaut feucht und elastisch und verfügt über «Andockstellen» für Östrogene, die den Aufbau und die Widerstandkraft der Vagina gewährleisten. Doch mit abnehmender Östrogenproduktion verändert sich die Scheidenflora, die Haut wird dünner, sodass sich leicht Bakterien und andere Erreger ansiedeln können; Schmerzen beim Verkehr können die Folge sein. Wenn in dieser ohnehin schwierigen Lebensphase noch sexuelle Probleme auftreten, steigt der Stresspegel gewaltig.

Sind Hormone eine Möglichkeit, diese Schwierigkeiten in den Griff zu bekommen? Es gibt in der Gynäkologie kaum ein umstritteneres Thema. In den 8oer und 9oer Jahren glaubte man, eine Hormonersatztherapie in den Wechseljahren sei die Lösung aller Probleme – bis man begriff, dass Hormone hochwirksame Medikamente mit Nebenwirkungen sind. Nachdem Studien bekannt wurden, die belegten, dass Hormontherapien das Risiko erhöhen, an Thrombose oder Brustkrebs zu erkranken, ging man Anfang 2000 dazu über, künstliche Östrogene und Gestagene nur noch begrenzt anzuwenden.

Bei einer Hormonersatztherapie stehen zwei Gruppen von Östrogenen zur Verfügung. Zum einen sind es die konjugierten Östrogene, die aus dem Urin trächtiger Stuten gewonnen werden. Sie gelten als gut verträglich, enthalten aber nicht das natürliche Estradiol, das auch in den Eierstöcken gebildet wird. Konjugierte Hormone gibt es nur in Tablettenform. Bei der zweiten Gruppe, den künstlich hergestellten Östrogenen mit Estradiol, enthalten die Präparate ein oder zwei Milligramm Estradiol.

Künstlich produzierte Gestagene sind in ihrer Wirkung vergleichbar mit dem körpereigenen Progesteron. Man kann sie einzeln oder kombiniert mit einem Östrogen verabreichen. Die Nebenwirkungen von Gestagenen können Blutdruckanstieg, Stimmungsschwankungen und Wassereinlagerungen sein. Das am meisten verschriebene Gestagen ist das Medroxyprogesteronacetat (MPA).

Wichtig ist, die Wechseljahre als einen natürlichen Vorgang zu begreifen, bei dem man als Frau von der fruchtbaren zur unfruchtbaren Phase «wechselt», ohne dass ein innerer Widerstand dagegen aufgebaut wird. Sind Frauen nicht neugierig auf das, was auf sie zukommt, entwickeln sie keine positive Einstellung zu diesem neuen Lebensabschnitt – und das wird unweigerlich Auswirkungen auf die Sexualität haben.

In den Wechseljahren sehen Frauen oft, was sie bislang in ihrem Leben nicht erreicht haben, welche Wünsche unerfüllt geblieben sind. Vielfach haben sie sich um andere, um den Partner und um die Kinder gekümmert, sich selbst aber vernachlässigt.

Es kann auf jeden Fall hilfreich sein, sich mehr auf die eigenen Bedürfnisse – auch auf die sexuellen – zu konzentrieren und die Gereiztheit in Tatendrang umzuwandeln. Gleichzeitig nützt es, mehr für sich zu sorgen, auf die eigene Ernährung zu achten und mit einem körperlichen Ausdauertraining zu beginnen. Im Gehirn werden dadurch die sogenannten Glückshormone freigesetzt, die eine Stabilisierung der Stimmung bewirken können.

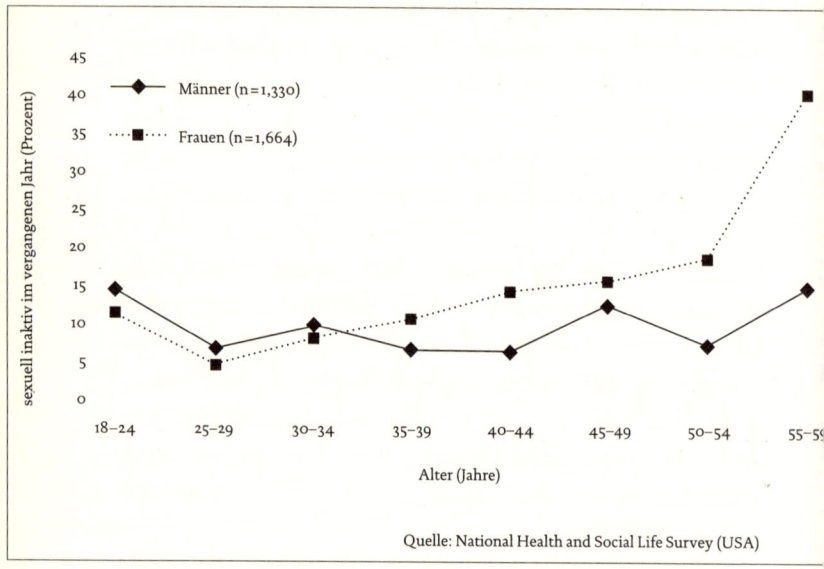

Quelle: National Health and Social Life Survey (USA)

Mit fortschreitendem Alter verändert sich also die Sexualität, und das Interesse daran wird zunehmend schwächer. Amerikanische Studien haben gezeigt, dass Frauen zwischen 20 und 30 Jahren 2,2-mal die Woche mit ihrem Partner schlafen, ab 50 aufwärts aber nur noch 1,2-mal wöchentlich aktiv sind. Auch die Häufigkeit der Selbstbefriedigung nimmt ab.

Das geringere sexuelle Verlangen alternder Frauen wird unter anderem auf einen fallenden Testosteronspiegel zurückgeführt. So schreibt Alexandra Graziottin in ihrer schon erwähnten Studie über «Störungen der weiblichen Sexualität», dass das «Testosteron der Treibstoff der Libido ist – nicht nur beim Mann». Eine Frau, die in jüngeren Jahren keine Schwierigkeiten mit Lust und körperlicher Liebe hat, wird meist auch während der Wechseljahre davon verschont bleiben – es sei denn, die Libido wird durch Krankheiten beeinträchtigt.

Sex ist älteren Frauen wichtig, denn er steigert das Selbstwertgefühl und lässt sie mehr Lebensenergie spüren. Den Frauen geht es um ein grundsätzliches Wohlgefühl, um Nähe und um eine partnerschaftliche Qualität. Das körperliche Verlangen ist vielleicht nicht mehr so stark, aber sie möchten nicht auf die Befriedigung verzichten, und obwohl die Erregung nicht mehr so schnell abrufbar ist, bleibt die Orgasmusfähigkeit meistens erhalten.

Ein häufiges Problem in dieser Lebensphase ist das zu geringe Feuchtwerden der Scheide (Lubrikation). Bei Erregung sondert die Scheidenschleimhaut eine klare viskose Flüssigkeit ab, die aus dem Gefäßgeflecht stammt, das die Scheide umgibt. Bei einer guten Durchblutung ist das kein Problem, die Scheide wird schnell feucht. Fehlen nach den Wechseljahren nun die Östrogene, die die Scheidenfeuchtigkeit beeinflussen, können ein lokal angewendetes Gel und eine lokale Östrogensubstitution die Beschwerden lindern.

Unabhängig von den eigenen körperlichen Veränderungen können in einer Partnerschaft auch andere Probleme auftreten: Viele Frauen über 50 haben weniger Sex als gewünscht, weil ihr Partner desinteressiert, krank oder impotent ist. Oft verhindert auch eine Selbstblockade sexuelle Aktivitäten – wenn die Frauen sich für zu alt oder zu unattraktiv halten.

Die Zeit rund um die Wechseljahre

Die Prämenopause ist die Zeit, in der die Produktion von weiblichen Hormonen bis zur Menopause abnimmt. Die Produktion von FSH (follikelstimulierendes Hormon) nimmt dagegen zu. Während der Prämenopause treten immer noch Blutungen auf. Diese zeigen sich in größeren Abständen, weil nur noch selten ein Eisprung stattfindet. Die Prämenopause liegt meistens zwischen dem 45. und 50. Lebensjahr.

Die Menopause bezeichnet das Ausbleiben der Regelblutung. Der Zeitpunkt der Menopause lässt sich nur im Nachhinein festlegen, wenn die Regel mindestens ein Jahr ausgeblieben ist. Das durchschnittliche Alter, in dem die Menopause eintritt, liegt bei 52 Jahren.

Die Perimenopause bezeichnet den Zeitraum ein Jahr vor und nach der Menopause.

Die Postmenopause beginnt nach der Perimenopause, d. h. ein Jahr nach der letzten Periode. Sie reicht etwa bis zum 65. Lebensjahr. Erst nach dieser Phase spricht man vom beginnenden Alter.

7. Der erste Termin in meiner Praxis

Sexuelle Störungen sind für viele Frauen nach wie vor ein Tabu. Bei Männern sind Erektionsstörungen als häufige und organisch bedingte Leiden weitgehend anerkannt. Frauen hingegen leiden unter Libidoverlust, Orgasmusstörungen, Schmerzen beim Geschlechtsverkehr oder Erregungsstörungen mit Scheidentrockenheit (Lubrikationsstörung) – und sprechen sehr selten darüber.

Wie soll sich also eine Patientin verhalten, wenn sie das erste Mal telefonischen Kontakt mit meiner Sprechstundenhelferin Petra Korff hat? Verspannungen im Rücken oder ein entzündeter Hals sind Krankheitsbilder, über die man am Telefon problemlos sprechen kann. Aber wer thematisiert einer fremden Person gegenüber ohne Scheu etwas Intimes wie Schmerzen beim Sex?

Um den Kontakt zu erleichtern, haben wir eine Website eingerichtet – www.sexuelle-stoerungen-der-frau.de –, auf der man sich mit der Materie vertraut machen kann. Um das eigene Problem besser einschätzen zu können, habe ich für die Patientinnen einen kleinen anonymen Fragebogen mit sieben Fragen entwickelt:

1. Welche Beschwerden stehen bei Ihnen im Vordergrund?
   - Ich habe nicht mehr so viel Interesse an sexuellen Aktivitäten.
   - Ich leide an einer Trockenheit der Scheide.
   - Ich habe Schwierigkeiten, zum Orgasmus zu kommen.
   - Ich habe Beschwerden beim Verkehr.

2. Leiden Sie an anderen Krankheiten, zum Beispiel Depressionen, Diabetes, Herz-Kreislauf-Erkrankungen?

3. Sind die sexuellen Funktionsstörungen im zeitlichen Zusammenhang mit dem Beginn einer medikamentösen Behandlung aufgetreten?

4. Sind die Beschwerden nach einer Operation oder Geburt aufgetreten?

5. Fühlen Sie sich oft müde, erschöpft und antriebslos?

6. Ist Ihr Genitalbereich früher bei sexueller Erregung stärker angeschwollen?

7. Sind Sie früher leichter und intensiver zum Orgasmus gekommen?

Nachdem die Patientin die Fragen beantwortet hat, gelangt sie mit einem Klick zur Auswertung, die zwar keine Diagnose ersetzt, der Betroffenen aber ermöglicht, im Gespräch mit der Arzthelferin konkrete Aussagen zu machen: «Nach diesem Test könnte bei mir eine Orgasmusstörung vorliegen. Er weist auch auf einen eventuellen Mangel an männlichen Hormonen hin. Ich würde das gern mal überprüfen lassen. Könnte ich einen Termin vereinbaren?»

Die erste Hürde der Kontaktaufnahme ist dann genommen. Wer noch nicht zum Hörer greifen mag, kann auch erst einmal per E-Mail Verbindung mit uns aufnehmen und sich eingehender informieren.

Ein Rundgang durch die Behandlungsräume

Ich möchte Sie einladen, einmal mit mir durch meine Praxis im *Centrum für innovative Medizin* in Hamburg zu gehen.

Im Eingangsbereich der Praxis empfängt meine Arzthelferin alle Patientinnen. Anschließend betreten sie einen Raum, in dem in aller Ruhe über die Gründe des Besuchs gesprochen werden kann. Die Patientinnen füllen hier ihren Anamnese-Fragebogen aus (siehe S. 78), der im Vergleich zum kurzen Test im Internet wesentlich ausführlicher ist. In diesem Zimmer gibt es nur einen Tisch und Sessel, nichts weist auf eine gynäkologische Praxis hin. Von hier aus führt eine Tür zu einem recht großen

Behandlungszimmer, in dem sich ein Ultraschallgerät befindet, mit dem ich die Gebärmutter, die Eierstöcke, die inneren Organe und die Klitoris untersuchen kann.

Das zweite Gerät ist der schon erwähnte Dopplersonograph, mit dem ich die Gefäße der Schwellkörper und der Klitoris untersuchen und die Durchblutung messen kann.

Zudem setze ich oft ein spezielles neurologisches Instrument ein, das aus Israel stammt und *Genito Sensory Analyser* (GSA) genannt wird. Mit diesem Gerät überprüfe ich die Sensibilität im Genitalbereich und kläre, ob eine neurologische Störung vorliegt, die sekundär zu einem sexuellen Problem führen kann, zum Beispiel eine Polyneuropathie, eine Nervenschädigung, die auch den Genitalbereich betreffen kann. Es zeigt sich immer wieder, dass ein sexuelles Problem Folge oder Symptom einer anderen Erkrankung ist.

Das GSA besteht aus zwei Messsonden, mit deren Hilfe ich feststelle, ob die nervale Infrastruktur intakt ist und ob die Weiterleitung von Nervenimpulsen funktioniert. Dabei spielen zwei verschiedene Nervenstrukturen eine Rolle – zum einen die sehr feinen und dünnen vegetativen Nerven, die insbesondere auf Temperaturunterschiede reagieren, zum anderen die sensorischen Nerven, die von Myelinscheiden (auch Markscheiden genannt) umgeben und wichtig für die Reizweiterleitung sind. Um diese Nerven zu überprüfen, wird eine weitere Methode angewendet: die Vibrationsmessung.

Doch beginnen wir mit der Temperaturmethode für

das vegetative Nervensystem. Eine Messsonde wird von einer Flüssigkeit durchflutet, die eine Einstiegstemperatur von 37 Grad Celsius hat. Diese Temperatur verändere ich nach oben und nach unten und bitte die Patientin, mir zu sagen, wann sie die ersten Temperaturveränderungen wahrnimmt. Ihre Aussagen vergleiche ich mit den medizinischen Normwerten. Wenn eine Patientin verzögert auf die Temperaturveränderungen anspricht, ist dies ein Hinweis auf eine mögliche Thermosensibilitätsstörung.

Die Sonde kann in verschiedenen Körperregionen angewendet werden; an der Klitoris, aber auch intravaginal im Bereich der Scheidenvorderwand – also genau dort, wo sexuelle Störungen auftreten können. Man kann die Sonde um 180 Grad drehen, um auch die hintere Scheidenwand zu beurteilen, was insbesondere beim Vulvavestibulitissyndrom von Bedeutung ist (darauf gehe ich später detailliert ein).

Mit diesem Messinstrument lassen sich also Aussagen über das autonome Nervensystem machen. Für die sensorischen Nerven benötigt man eine Untersuchungsmethode, die das Vibrationsempfinden und damit die Druckempfindlichkeit erfasst. Ähnlich wie bei der Temperaturmethode kann das Vibrationsempfinden der Klitoris dargestellt werden, intravaginale Messungen sind ebenfalls möglich. Auch bei diesem Verfahren existieren Vergleichswerte. Reagiert eine Frau verzögert, kann dies auf einen neurologischen Defekt hinweisen.

Insgesamt führe ich zwei Temperatur- und zwei Vibrationsmessungen durch, jeweils an Scheide und Klitoris.

Die Patientin hat einen Druckknopf in der Hand, der via Kabel mit dem GSA-Instrument verbunden ist. Wenn sie ihn drückt, gelangen die Messwerte direkt in einen Computer. Die Ergebnisse betreffen nicht nur die Peripherie, sondern auch die Verbindung zum zentralen Nervensystem, zum Rückenmark und zur Signalverarbeitung im Gehirn und sind wichtig, um neurologische Störungen zu erkennen.

Eine weitere spezielle Diagnostik in meiner Praxis ist die Photoplethysmographie, eine kleine Sonde, mit der man unter Ruhe- und auch unter Erregungsbedingungen Veränderungen der Durchblutung in der Scheide erfassen kann. Dieses Verfahren, das in gynäkologischen Praxen üblicherweise nicht angeboten wird, gibt wichtige Hinweise auf Perfusionsstörungen.

Die Messung während Ruhe- und Erregungsphase ist insofern von Belang, als die eigentliche Information aus den Vergleichswerten resultiert – die Photoplethysmographie funktioniert also ähnlich wie ein Belastungs-EKG.

Für diese Untersuchungsmethode haben wir einen speziellen Raum eingerichtet. Die Patientin ist dort vollkommen ungestört und kann die Tür von innen verschließen. Sie darf auch ihren Partner mitbringen und sich – sofern sie möchte – von erotischen Videos stimulieren lassen. Allein schon durch die visuelle Stimulation kann die Durchblutung der Vagina zunehmen. Die Photoplethysmographie-Messungen erfolgen simultan, die Sonde befindet sich intravaginal, die Signale werden vom Computer aufgezeichnet.

Etwa ein Drittel meiner Patientinnen kommt mit dem Partner. Ein Vorteil ist, dass ich erleben kann, wie die beiden zueinander stehen und ob es wegen der sexuellen Probleme zu Spannungen gekommen ist. Viele Männer wirken sehr konstruktiv, möchten sich engagieren und wissen, was sie zur Lösung des Problems beitragen können. Sie ahnen, wie sehr ihre Partnerin unter der angespannten Situation leidet, und wissen, dass sie nichts für ihre sexuelle Störung kann und dass möglicherweise biologische Ursachen vorliegen.

Manche Frauen entspannen sich auch durch die Anwesenheit des Partners. Ein Vertrauter mindert die Schwellenangst, und so kommen auch einmal Dinge zur Sprache, die die Patientin bisher nicht geäußert hat.

Fragen nach der Vorgeschichte

Der mehrere Seiten umfassende Fragebogen ist ein gutes Hilfsmittel, die innere Anspannung, die jede Patientin anfänglich spürt, zu lösen.

Während der Fragebogen ausgefüllt wird, bin ich nicht im Raum. Wenn die Patientin damit fertig ist, besprechen wir die Antworten gemeinsam. Sexualmedizin ist komplex; es wäre fatal, wenn ein Baustein übersehen würde. Die meisten Sexualstörungen haben körperliche, psychische und partnerschaftliche Anteile, und auch internistische Krankheiten sind abzuklären.

Notwendig ist dieser Fragebogen nicht unbedingt, aber

er erleichtert die Vollständigkeit und Systematik der Gesprächsführung. Auf diese Weise kann auf jedes einzelne Problemfeld intensiv eingegangen werden, und je klarer ich über die Anamnese das Krankheitsbild herausarbeite, umso gezielter kann die Diagnostik eingesetzt werden.

Zur Anamneseerhebung bitte ich die Patientin, das Hauptproblem in zwei, drei Sätzen zu beschreiben. Geht es um Schmerzen beim Verkehr oder um Beschwerden durch Scheidentrockenheit? Kann die Patientin nicht mehr mit ihrem Partner schlafen, weil es wehtut, oder kann sie den Sex nicht mehr genießen, weil sich die atmosphärischen Bedingungen verschlechtert haben?

Es ist auch wichtig zu wissen, ob das Problem nur mit dem jetzigen Partner aufgetreten ist oder auch schon in anderen Beziehungen vorhanden war.

Anamnesebogen

1. Bitte beschreiben Sie Ihr Hauptproblem in wenigen Sätzen:

2. Wie hat sich die Störung entwickelt?

3. Welche gynäkologischen Krankheiten sind in der Vorgeschichte aufgetreten?
   3a. Hatten Sie Infektionen des inneren oder äußeren Genitales oder der Brust?
   3b. Sind gynäkologische Operationen durchgeführt worden? (wird vom Arzt ausgefüllt)

   – äußeres Genitale   o
   – inneres Genitale   o
   – Gebärmutter   o
   – Eierstöcke   o
   – Eileiter   o
   – Sterilisation   o
   – Brust   o

   3c. Wie viele Schwangerschaften bzw. Geburten hatten Sie?

   – Sind dabei Probleme aufgetreten?

3d. Sind geburtshilfliche Operationen durchgeführt wurden?

- Kaiserschnitt   o
- Dammschnitt   o
- Saugglockenentbindung   o
- Zangenentbindung   o

4. Ist die Regelblutung regelmäßig?

   4a. Haben Sie Wechseljahrsbeschwerden?

   4b. Falls Sie keine Regelblutung mehr haben, wie lange liegt die letzte Regelblutung zurück?

      - Wie alt waren Sie damals?

5. Wie verhüten Sie?

6. Hatten Sie urologische Krankheiten?
   6a. Gab es Probleme mit einer Scheiden-, Blasen- und/oder Gebärmuttersenkung bzw. eine Urininkontinenz?

7. Leiden Sie an anderen Krankheiten?

   7a. Sind oder waren Sie von einer der folgenden Krankheiten betroffen?

- Bluthochdruck o
- Diabetes o
- Fettstoffwechselstörungen o
- Nierenfunktionsstörungen o
- Lupus erythematodes o
- Multiple Sklerose o
- Polyneuropathie o
- Schlaganfall o
- Depressionen o
- Psychosen o
- Scheidenentzündung o
- Harn-Inkontinenz o
- Hormonstörungen
  durch Erkrankungen der:
- Eierstöcke o
- Nebennieren o
- Schilddrüse o
- Hirnanhangsdrüse o

8. Welche nichtgynäkologischen Operationen sind bei Ihnen durchgeführt wurden?

8a. Hatten Sie eine der folgenden Operationen?

- Krebsoperationen im Unterleib,
  insbesondere mit anschließender
  Bestrahlung und / oder Chemotherapie o
- Operationen an der Bandscheibe o

– Operationen am Dickdarm bzw.
der Bauchschlagader   o

9. Welche Medikamente nehmen Sie derzeit regelmäßig
ein?

9a. Nehmen Sie einige der folgenden Medikamente
ein?

– Pille, orale Ovulationshemmer   o
– Antidepressiva   o
– Hormone in den Wechseljahren   o
– Medikation bei psychischen
Erkrankungen   o
– Magen / Darm-Mittel   o
– Urologische Medikamente   o
– Herz-Kreislauf-Medikamente   o
– Chemotherapie   o
– Antiepileptika   o
– Antibiotika   o
– Antihormone   o
– Entzündungshemmer   o

9b. Wie hoch ist Ihr Nikotin-, Alkohol-, Drogenkon-
sum?

10. Ist Ihr Partner von einer Sexualstörung betroffen?
Welche Erkrankung? Seit wann?

10a. Leidet Ihr Partner an einer Erektionsstörung oder an einem vorzeitigen Samenerguss?

10b. Besteht ein Partnerkonflikt, der Einfluss auf Ihr sexuelles Wohlbefinden hat?

11. Leiden Sie an einer psychischen Erkrankung?

FSFI – Female Sexual Function Index

Der FSFI (Female Sexual Function Index) ist der zweite Teil unserer Anamnese. Er stellt eine quantitative Bewertung der sexuellen Situation eines Menschen dar und bezieht sich auf die vergangenen vier Wochen. Somit erlaubt er eine Aussage über die aktuelle Konstellation der Störung. Der Index gibt zuerst Definitionen vor, anschließend werden Fragen gestellt:

Die folgenden Fragen beziehen sich auf Ihre sexuellen Gefühle und Reaktionen in den vergangenen vier Wochen. Bitte beantworten Sie die Fragen so ehrlich und klar wie möglich. Bei der Beantwortung dieser Fragen werden folgende Begriffe verwendet:

Sexuelle Aktivität: kann Liebkosungen, Vorspiel, Masturbation und Geschlechtsverkehr beinhalten.

Sexualverkehr: wird definiert als Einführen des Penis in die Vagina.

Sexuelle Stimulation: bezieht sich auf das Vorspiel mit einem Partner, Eigenstimulation (Masturbation) oder sexuelle Phantasien.

Sexuelles Verlangen oder sexuelles Interesse: ist ein Empfinden, das den Wunsch nach einem sexuellen Erlebnis beinhaltet – und / oder Sie fühlen sich empfänglich für ein sexuelles Begehren des Partners und / oder Sie haben sexuelle Gedanken oder Phantasien.

Bitte jeweils nur eine Antwort pro Frage geben!

1. Wie oft haben Sie in den vergangenen 4 Wochen ein sexuelles Verlangen oder Interesse gespürt?

fast immer oder immer	o
meistens / mehr als die Hälfte der Zeit	o
manchmal / ca. die Hälfte der Zeit	o
eher selten / weniger als die Hälfte der Zeit	o
fast nie / nie	o

2. Wie hoch würden Sie – in Bezug auf die letzten 4 Wochen – die Stärke des sexuellen Verlangens bzw. Interesses einschätzen?

sehr hoch	o
hoch	o
mittel	o
niedrig	o
sehr niedrig / überhaupt nicht vorhanden	o

Sexuelle Erregung entspricht einem Gefühl, das körperliche und seelische Aspekte oder sexuelle Lust beinhaltet. Es kann ein Gefühl von Wärme oder ein Kribbeln im Genitalbereich, ein Feuchtwerden der Scheide oder Muskelkontraktionen beinhalten.

3. Wie oft haben Sie sich in den vergangenen 4 Wochen bei sexuellen Aktivitäten oder beim Verkehr erregt gefühlt?

fast immer / immer	o
meistens / mehr als die Hälfte der Zeit	o
manchmal / ca. die Hälfte der Zeit	o
selten / weniger als die Hälfte der Zeit	o
fast nie / nie	o
keine sexuelle Aktivität	o

4. Wie schätzen Sie die Stärke Ihrer sexuellen Erregung bei sexuellen Aktivitäten bzw. beim Verkehr in Bezug auf die letzten 4 Wochen ein?

sehr hoch	o
hoch	o
mittel	o
niedrig	o
sehr niedrig oder gar nicht vorhanden	o
keine sexuelle Aktivität	o

5. Wie zuversichtlich waren Sie in Bezug auf die sexuelle Erregung bei sexueller Aktivität oder Verkehr in den vergangenen 4 Wochen?

sehr hohe Zuversichtlichkeit	o
hohe Zuversichtlichkeit	o
mittlere Zuversichtlichkeit	o
geringe Zuversichtlichkeit	o
sehr geringe oder gar keine Zuversichtlichkeit	o
keine sexuelle Aktivität	o

6. Wie oft waren Sie in den letzten 4 Wochen mit Ihrer Erregung bei sexuellen Aktivitäten oder Verkehr zufrieden?

fast immer oder immer	o
meistens / mehr als die Hälfte der Zeit	o

manchmal / ca. die Hälfte der Zeit   o

selten / weniger als die Hälfte der Zeit   o

fast nie oder nie   o

keine sexuelle Aktivität   o

7. Wie oft sind Sie in den letzten 4 Wochen bei sexuellen Aktivitäten oder beim Verkehr feucht geworden (Lubrikation)?

fast immer oder immer   o

meistens / mehr als die Hälfte der Zeit   o

manchmal / ca. die Hälfte der Zeit   o

selten / weniger als die Hälfte der Zeit   o

fast nie oder nie   o

keine sexuelle Aktivität   o

8. Wie schwierig war es für Sie, in den letzten 4 Wochen bei sexuellen Aktivitäten oder beim Verkehr feucht zu werden?

keine sexuelle Aktivität   o

extrem schwierig oder unmöglich   o

sehr schwierig   o

schwierig   o

leichte Schwierigkeiten   o

keine Schwierigkeiten   o

9. Wie oft konnten Sie innerhalb der letzten 4 Wochen Ihre Lubrikation (vaginale Feuchtigkeit) bis zum Ab-

schluss der sexuellen Aktivität bzw. des Verkehrs auf-
rechterhalten?

fast immer oder immer   o
meistens / mehr als die Hälfte der Zeit   o
manchmal / ca. die Hälfte der Zeit   o
selten / weniger als die Hälfte der Zeit   o
fast nie oder nie   o
keine sexuelle Aktivität   o

10. Wie schwierig war es für Sie, in den letzten 4 Wochen
    Ihre Lubrikation aufrechtzuerhalten, bis die sexuelle
    Aktivität oder der Verkehr beendet war?

keine sexuelle Aktivität   o
extrem schwierig oder unmöglich   o
sehr schwierig   o
schwierig   o
geringfügig / erschwert   o
nicht schwierig   o

11. Wie oft sind Sie in den letzten 4 Wochen bei sexuel-
    ler Stimulation oder beim Verkehr zum Orgasmus ge-
    kommen?

keine sexuelle Aktivität   o
fast immer oder immer   o
meistens / mehr als die Hälfte der Zeit   o
manchmal / ca. die Hälfte der Zeit   o

selten / weniger als die Hälfte der Zeit   o

fast nie oder nie   o

12. Wie schwierig war es für Sie, in den letzten 4 Wochen bei sexueller Stimulierung oder beim Verkehr zum Orgasmus zu kommen?

keine sexuellen Aktivitäten   o
extrem schwierig oder unmöglich   o
sehr schwierig   o
schwierig   o
geringfügig erschwert   o
nicht schwierig   o

13. Wie zufrieden waren Sie in den letzten 4 Wochen mit Ihrer Fähigkeit, bei sexuellen Aktivitäten oder beim Verkehr zum Orgasmus zu kommen?

keine sexuellen Aktivitäten   o
sehr zufrieden   o
einigermaßen zufrieden   o
etwa in der Mitte von Zufriedenheit
und Unzufriedenheit   o
eher unzufrieden   o
sehr unzufrieden   o

14. Wie zufrieden waren Sie in den letzten 4 Wochen mit der emotionalen Nähe zwischen Ihnen und Ihrem Partner bei sexuellen Aktivitäten?

keine sexuellen Aktivitäten	o
sehr zufrieden	o
einigermaßen zufrieden	o
etwa in der Mitte von Zufriedenheit	
und Unzufriedenheit	o
eher unzufrieden	o
sehr unzufrieden	o

15. Wie zufrieden waren Sie in den letzten 4 Wochen mit der sexuellen Beziehung zu Ihrem Partner?

sehr zufrieden	o
einigermaßen zufrieden	o
etwa in der Mitte von Zufriedenheit	
und Unzufriedenheit	o
eher unzufrieden	o
sehr unzufrieden	o

16. Wie zufrieden waren Sie insgesamt in den letzten 4 Wochen mit Ihrem Sexualleben?

sehr zufrieden	o
einigermaßen zufrieden	o
etwa in der Mitte von Zufriedenheit	
und Unzufriedenheit	o
eher unzufrieden	o
sehr unzufrieden	o

17. Wie oft hatten Sie in den vergangenen 4 Wochen Beschwerden oder Schmerzen während des vaginalen Verkehrs?

habe keinen Versuch zum Verkehr
unternommen   o
fast immer / immer   o
meistens / mehr als die Hälfte der Zeit   o
manchmal / ca. die Hälfte der Zeit   o
selten / weniger als die Hälfte der Zeit   o
fast nie / nie   o

18. Wie oft hatten Sie in den letzten 4 Wochen Beschwerden oder Schmerzen nach dem vaginalen Verkehr?

habe keinen Versuch zum Verkehr
unternommen   o
fast immer / immer   o
meistens / mehr als die Hälfte der Zeit   o
manchmal / ca. die Hälfte der Zeit   o
selten / weniger als die Hälfte der Zeit   o
fast nie / nie   o

19. Wie würden Sie in Bezug auf die vergangenen 4 Wochen die Intensität Ihrer Beschwerden oder Schmerzen während oder nach dem vaginalen Verkehr einstufen?

keinen Versuch zum Verkehr

unternommen	o
sehr hoch	o
hoch	o
mittelmäßig	o
gering	o
sehr gering oder überhaupt nicht	o

Der FSFI wird nach einem Punkteschema ausgewertet und erlaubt eine Aussage über die Gewichtung der vier Störungen – Schmerzen, Libido, Erregung und Orgasmus – in der Gesamtproblematik. Einige Monate nach Beginn der Therapie bitte ich die Patientin, den gleichen Test erneut auszufüllen. Wir erhalten eine Aussage über die aktuelle Situation, über die Veränderungen durch die therapeutischen Maßnahmen und somit über die Qualität unserer Arbeit.

Ein Beispiel: Eine Patientin hat vor der Behandlung einen Score von elf Punkten (von 36 möglichen). Nach einer dreimonatigen Behandlung erreicht sie 26 Punkte. Wir können damit den therapeutischen Erfolg deutlich erkennen.

Was kann es sein?

Im Gespräch möchte ich erfahren, wie das Problem entstanden ist, ob es schon immer bestand, also eine primäre Störung vorliegt, oder ob es sich sekundär entwickelt hat. In meiner Praxis lerne ich häufiger Patientinnen kennen, bei denen früher alles gut funktionierte, sich dann aber Schwierigkeiten entwickelt haben. Bei diesen Frauen bestehen größere Chancen, eine Funktionsstörung zu diagnostizieren, da die Funktion ursprünglich vorhanden gewesen ist. Bei primären Störungen, beispielsweise einer primären Anorgasmie, ist die Therapie schwieriger, aber auch hier haben wir bereits gute Erfolge erzielt.

Die meisten meiner Patientinnen beschreiben den Beginn ihrer sexuellen Probleme als subtil und schleichend; erst nach und nach werden die Beeinträchtigungen deutlicher.

Besonders zeigt sich dies in den Wechseljahren, denn das Klimakterium ist eine enorme Umstellung. Eine Frau Anfang 40 lebt mit einer komplett anderen Hormonkonstellation als eine Frau Mitte 50. Während der Wechseljahre wird die Haut dünner und faltiger, im Knochen zeigen sich Alterungsvorgänge bis hin zur manifesten Osteoporose, die wiederum zu einer Krümmung der Wirbelsäule führen kann. Haarausfall kann auftreten, eine Gewichtszunahme ist möglich, eventuell zeigen die männlichen Hormone Wirkung, sodass die Behaarung im Gesichtsbereich zunehmen kann. Diese Phänomene können äußerst beunruhigend wirken. Hinzu kommt, dass Frauen die Fähigkeit zur Reproduktion genommen und damit ein Lebensabschnitt definitiv beendet wird.

Männer im gleichen Alter befinden sich hingegen in einer anderen biologischen Konstellation und erleben ein hormonelles Kontinuum ohne Verlust der Zeugungsfähigkeit. Aus diesem Grund können viele Männer die Probleme einer Frau nicht nachvollziehen.

Nicht wenige meiner Patientinnen um die 50 Jahre wurden gerade von ihrem Partner wegen einer jüngeren Frau verlassen. Die Liebe folgt oft hormonellen Gesetzmäßigkeiten, und Frauen im Klimakterium spüren diese Bedrohung. Das Altern ist für Frauen schon früh ein Thema, viele verlieren mit den Jahren ihr Selbstbewusstsein und assoziieren Schönheit mit Fruchtbarkeit. Damit verfolgen und vertreten sie in gewisser Weise die Interessen ihrer eigenen Eizelle. Mit Beginn der Wechseljahre haben viele Frauen nun das Gefühl, weniger sichtbar zu sein. Sie spüren auch, dass sich ihr sexuelles Verlangen verändert hat und sie Männer anders wahrnehmen als noch vor einigen Jahren.

Einige Frauen sagten mir, sie hätten sich früher sehr lebendig gefühlt, seien ausgegangen und mit anderen Menschen in Kontakt getreten. Originalton einer Patientin: «Mein Leben hat sich grundsätzlich geändert. Die Dinge, für die ich mich früher interessiert habe, haben kaum noch eine Bedeutung für mich. Statt fröhlich zu sein, fühle ich mich oft melancholisch. Ich habe auch keine Lust mehr, Probleme zu lösen. Das, was ich fühle, kann ich nicht richtig einordnen. Ich weiß auch gar nicht mehr so genau, was ich tun soll. Ich fühle mich seltsam gleichgültig.»

Natürlich gibt es auch eine Vielzahl von Frauen, die ohne wesentliche Probleme durch das Klimakterium gehen und weiterhin große Lust auf Sex haben. Frauen, die beruflich sehr engagiert sind, nehmen bisweilen ebenfalls kaum Beschwerden wahr, doch in vielen Beziehungen wird der Sex seltener oder ganz eingestellt. Paare, die oft miteinander schlafen, stimulieren ihr Verlangen jeweils neu und bleiben «im Training» – sie werden mit größerer Wahrscheinlichkeit auch mit 70 noch Interesse am Sex haben.

Manche Frauen leben nach dem Klimakterium sehr viel entspannter, da sie keine Angst mehr vor ungewollten Schwangerschaften haben müssen. Meine Patientinnen hingegen haben meist eine andere Sicht auf ihr Leben und beschreiben ihren seelischen Zustand als latent melancholisch. Sie sehen ihre Probleme zwar, haben aber nicht die Kraft, sie zu lösen.

Orgasmus-, Libido- und Erregungsstörungen haben mit einer veränderten Verarbeitung biologischer Signale zu tun. Innerhalb des Körpers gibt es zwei wesentliche Strukturen der Kommunikation. Die eine erfolgt über das Nervensystem, über Nerven und Nervenimpulse. Die zweite Art der Informationsübermittlung erfolgt über das endokrine System durch die Freisetzung von Hormonen, zum Beispiel in der Hirnanhangdrüse. Sie schüttet Hormone als Botenstoffe aus, die dann mit dem Blut in die Körperperipherie transportiert werden.

Ein Beispiel: Die Eierstöcke werden durch Hormone aus der Hirnanhangdrüse stimuliert. Die Hormone, die daraufhin in den Eierstöcken gebildet werden, haben wiederum eine Rückwirkung auf die Hirnanhangdrüse und auf Rezeptoren im Zentralnervensystem, beispielsweise im Hypothalamus. Die neurologischen Strukturen, in denen das Gefühl «Begehren» entsteht, besitzen Rezeptoren für die Botenstoffe. Die Hormone zirkulieren nach der Ausschüttung im Blut, haften dann über Rezeptoren an den Membranen spezifischer Nervenzellen, wodurch eine Information durch die Membran in das Innere der Zelle weitergereicht wird. Die Zelle ist in Bereitschaft, diese zu verarbeiten; wenn sich nun die hormonellen Bedingungen geändert haben, ist die Verarbeitungsbereitschaft der Nervenzellen noch immer vorhanden, auch wenn das Angebot an Hormonen inzwischen geringer ist. Das heißt, dass diese «schlafenden» Fähigkeiten reaktiviert werden können. Dieses neuronale und neuroendokrine Netzwerk ist die Voraussetzung, dass Menschen überhaupt sexuelles Verlangen entwickeln.

Dieses Bereitschaftssystem kann durch schlimme und unangenehme Erfahrungen gestört werden; Assoziationen können die Lust negativ beeinflussen.

8. Weitere Problemfelder

Im ersten Gespräch mit der Patientin versuche ich, mir ein Bild von der Krankengeschichte zu machen, und frage nach verschiedenen medizinischen Problemfeldern, die in Zusammenhang mit den sexuellen Störungen stehen könnten. Im Folgenden möchte ich kurz auf die wesentlichen Krankheitsbilder eingehen.

Bluthochdruck: Unter dieser chronischen Krankheit wird eine Erhöhung des Druckes verstanden, mit dem das Blut in den Adern zirkuliert. Die Gefäßwände verlieren an Elastizität, Faktoren wie Vererbung, Übergewicht, zu wenig Bewegung und eine falsche Ernährung spielen eine Rolle. Fast 50 Prozent aller Frauen über 60 leiden an einer arteriellen Hypertonie.

Bekannt ist, dass Männer Erektionsschwierigkeiten bekommen können, wenn sie einen zu hohen Blutdruck mit entsprechenden Medikamenten behandeln. Weniger erforscht ist jedoch, ob Bluthochdruck bei Frauen Auswirkungen auf ihre Sexualität hat. Es wird vermutet, dass eine arterielle Hypertonie langfristig zu einer geringeren Durchblutung des Beckenbodens und der Genitalien führt. Folglich würde sich das Volumen der Schwellkörper vermindern, die Scheide würde nicht ausreichend feucht werden.

Ähnliche körperliche Reaktionen kann die Einnahme

von Präparaten gegen Bluthochdruck auslösen. Die heute verschriebenen Betablocker können zu sexuellen Funktionsstörungen führen.

Diabetes: Diabetes muss nicht zwangsläufig eine sexuelle Funktionsstörung auslösen, aber die Erkrankung ist oft mit einer Störung des peripheren Nervensystems und der Blutgefäße verbunden, wodurch eine Gefühllosigkeit und eine Schädigung der Arterien im Beckenbereich auftreten können. Studien zeigen, dass Diabetikerinnen bisweilen unter Erregungs- und Orgasmusproblemen leiden und häufiger sexuelle Dysfunktionen haben als gesunde Frauen.

Erhöhte Cholesterinwerte: Cholesterin ist ein lebensnotweniges Lipid, das sich aus verschiedenen Fetten zusammensetzt. Eines ist das LDL (low density lipoprotein), das sogenannte schlechte Cholesterin. Dieses Lipoprotein von geringer Dichte ist dafür verantwortlich, dass das Cholesterin in den Gefäßwänden angelagert wird. Im Gegensatz dazu gibt es das HDL (high density lipoprotein), das «gute» Cholesterin, ein Lipoprotein von hoher Dichte. Seine Aufgabe besteht darin, die Fettablagerungen aus den Gefäßen in die Leber zu transportieren, in der sie aufgespalten und ausgeschieden werden. Der gesamte Lipidspiegel – er kann mit Hilfe eines Tests bestimmt werden – gibt Auskunft über das Risiko von Gefäßerkrankungen.
Frauen haben in ihrer reproduktiven Phase einen nied-

rigeren Cholesterinspiegel als Männer. Man geht davon aus, dass dies in einem Zusammenhang mit dem Östrogen steht. In welcher Weise Östrogene aber die Cholesterinwerte niedrig halten, ist bislang nicht bekannt. Nach der Menopause, wenn die Produktion von Östrogen geringer wird, steigt in den meisten Fällen der Cholesterinspiegel an. Dadurch lagert sich das LDL in den Arterien ab. Die Folge: Die Durchblutung der Beckenregion reduziert sich durch Arteriosklerose, Erregungsstörungen können auftreten.

In Tierversuchen hat man festgestellt, dass Hasenweibchen, die sechzehn Wochen lang auf eine stark cholesterinhaltige Ernährung gesetzt wurden, am Ende dieser Zeit eine geringere Durchblutung im Vaginalbereich hatten als Tiere, die normal ernährt wurden.

Rauchen: Hoher und jahrelanger Nikotinkonsum führt dazu, dass sich die Blutgefäße verengen können, auch die des Beckenbodens. Es ist bekannt, dass Nikotin die Östrogenproduktion eindämmt, aber auch die von HDL, dem guten Cholesterin. Somit kann Rauchen die genitale Durchblutung beeinträchtigen. Diesbezügliche Studien wurden auch bei Männern durchgeführt; sie zeigten, dass Raucher eher zu einer erektilen Dysfunktion neigen. Die kleinen Blutgefäße im Penis können eine Schädigung erfahren, es kommt zu Erektionsstörungen.

Fehlendes Östrogen kann Scheidentrockenheit zur Folge haben, und eine lokale Verabreichung in Form einer Salbe ist eine relativ risikoarme Therapie. Die Wirkmenge ist gering, aber doch ausreichend, um die Schmerzen beim Geschlechtsverkehr zu reduzieren.

Blasensenkung: Auch urologische Aspekte können bei sexuellen Störungen eine Rolle spielen, beispielsweise eine Blasensenkung, bei der sich die Blase in die Scheide absenkt. Ebenso kann sich die hintere Scheidenwand in die Scheide vorwölben und das sexuelle Empfinden beeinträchtigen. Durch einen operativen Eingriff ist die Senkung korrigierbar.

Depressionen: Frauen, die unter einer Depression leiden, haben oft auch Libidostörungen. Auch die Einnahme eines Antidepressivums kann zu Erregungs- und Orgasmusstörungen führen. Die Medikamente beeinflussen den Serotoninstoffwechsel und verzögern oder unterbinden den Orgasmus. Sie werden deshalb auch bei Männern zur Therapie einer vorzeitigen Ejakulation eingesetzt.

Angst- und Zwangsstörungen: Diese Erkrankungen werden mit Beruhigungsmitteln (Sedativa) behandelt – das hat möglicherweise zur Folge, dass die Präparate die Lust auf Sex und auch die sexuelle Erregung vermindern.
Bei der Esssucht (Bulimie) oder der Magersucht (Anorexie) kann es zu Funktionsstörungen der Hypophyse kommen, sekundär zu hormonellen Störungen.

Epilepsie: Medikamente, die gegen Krampfanfälle wirken, haben den Nachteil, dass sie sexuelle Funktionsstörungen verursachen können.

Medikamente zur Krebstherapie: Frauen mit Brustkrebs wird vielfach Tamoxifen verabreicht. Dieses Präparat kann zu einem Libidoverlust führen.

Antibabypille: Ovulationshemmer können die Libido beeinträchtigen. Ich lerne in meiner Praxis viele Frauen kennen, die mit einer plötzlichen Lustlosigkeit zu kämpfen haben. Wenn ich sie nach der Verhütung frage, zeigt sich zwischen Unlust und dem Beginn der Pilleneinnahme oftmals ein zeitlicher Zusammenhang. Das in der Pille enthaltene Östrogen wird über den Magen-Darm-Trakt aufgenommen und über die Leber verstoffwechselt. Es entsteht ein spezielles Globulin, SHBG (sex hormone binding globuline) genannt. Dieses Globulin bindet männliche Hormone. Je mehr SHBG produziert wird, umso weniger freies Testosteron steht zur Verfügung. Die Folge: Libidoverlust durch einen Mangel an aktivem (freiem) Testosteron.

Zur weiteren Diagnostik wird bei der Patientin auch das Blut untersucht, was weitere Hinweise auf internistische Krankheiten gibt. Die Laboranalysen stellen auch die hormonelle Situation dar, woraus ich dann beispielsweise schließen kann, dass die Eierstöcke erschöpft sind. Weiterhin kann ich mit Hilfe des Hormonspiegels den

Zustand der Schilddrüse, der Nebennierenrinde und den Status von weiblichen und männlichen Hormonen, zum Beispiel DHEA, einer Vorstufe der Geschlechtshormone, einschätzen. Gerade die männlichen Hormone, die auch von Frauen gebildet werden, spielen bei Libidostörungen eine große Rolle.

Über den Fragebogen werden auch die partnerschaftlichen Aspekte angesprochen: Die von Schmerzen betroffene Frau möchte ihrem Partner den Sex eigentlich gar nicht vorenthalten, doch nach einer Weile wird das Problem zur Belastung, das Paar entfremdet sich. Es kommt zu einem hohen Konfliktpotenzial, einer stillen emotionalen Wut, die ich in der Praxis oft genug beobachtet habe.

9. Gynäkologische Möglichkeiten

Nach der Anamnese bitte ich die Patientin, ins nächste Zimmer zu gehen, um die gynäkologische Diagnostik durchführen zu lassen. Sie ist meist durch das Gespräch ruhiger geworden und hat keine Angst mehr vor der Untersuchung.

Wichtig ist, dass die Patientin immer weiß, welche Untersuchung gerade durchgeführt wird, und dass sie jederzeit Fragen stellen kann. Vielfach möchten die Frauen – manchmal auch zusammen mit dem Partner – die Bilder auf dem Monitor mitverfolgen. Das ist vorteilhaft, weil ich dabei die Befunde erklären kann.

Einige Probleme sind unmittelbar sichtbar. Orgasmusschwierigkeiten werden vielleicht durch eine Phimose ausgelöst; dabei kann die Klitoris nicht freigelegt werden und bleibt von einem Häutchen umgeben. Äußerlich sichtbar von der Klitoris sind einzig der Schaft und die hochempfindliche Eichel, die als Teil der Vulva an der vorderen Umschlagfalte der kleinen Schamlippen liegt. Der sichtbare Anteil umfasst nur ein Zehntel des Gesamtvolumens der Klitoris. Zwar hat die Klitorisvorhaut die Funktion, den empfindlichen Kitzler (hier sitzen rund 8000 Nervenenden) abzuschirmen, doch bei sexueller Erregung sollte sie sich zurückziehen können.

Nicht nur Jungen und Männer können unter einer Phimose – einer Vorhautverengung – leiden. Auch die Vorhaut der Klitoris kann so beschaffen sein, dass der Schwellkörper komplett verborgen bleibt und damit eine wichtige Erregungsvoraussetzung – der unmittelbare Kontakt – fehlt. Unter Umständen kann eine Phimose auch zu lokalen Entzündungen führen, wodurch neurotoxische Substanzen entstehen, die die Funktionen der Klitorisnerven beeinträchtigen können. Eine Phimose kann operativ saniert werden.

Auch Verletzungen der Klitoris können eine Rolle spielen, selbst wenn sie lange zurückliegen. Die Patientin kann als junges Mädchen zum Beispiel gestürzt oder auf eine Fahrradstange gefallen sein. Bildete sich anschließend im Vulva-Bereich ein Hämatom, könnte dies zu einer Nervenschädigung geführt haben. Die Sensibilität der Klitoris ist mit dem GSA-Gerät überprüfbar.

Ich beginne mit der Untersuchung des Beckenbodens und überprüfe sehr genau mögliche Senkungszustände. Bei Frauen, die viele Kinder geboren haben, an Übergewicht leiden oder permanenter körperlicher Überbelastung ausgesetzt sind, kann der Beckenboden nach unten gedehnt und damit geschwächt sein. Wenn die Muskulatur und das Bindegewebe, das den Beckenboden stützt, nicht mehr elastisch sind, kann dies schmerzhaft werden. Frauen beschreiben die Beschwerden meist als Druckgefühl, das sich beim Gehen oder beim Sport – oder beim Sex – noch verstärkt.

Senkungen des Beckenbodens können durch den normalen Alterungsprozess nach der Menopause oder durch eine Unterleibsoperation (zum Beispiel eine Gebärmutterentfernung) entstehen und werden als ein Druck im Scheidenbereich empfunden. Bei einer anderen Form der Senkung kann der Enddarm betroffen sein, der sich von hinten nach vorne vorwölbt. Es entsteht eine Hernie, eine Art Austritt, die als störend empfunden wird. Das Gewebe, das zunächst in die Scheide vorgefallen ist, kann eventuell später nach außen heraustreten; in der medizinischen Fachsprache wird dies als «prolabieren» bezeichnet. Ein operativer Eingriff – eine Scheidenraffung – kann Abhilfe schaffen, doch zugleich möglicherweise das Nervengewebe beeinträchtigen. Momentan werden neue Operationsmethoden erforscht, die bei Unterleibseingriffen die Nerven des Genitalbereiches schützen und die Empfindungsfähigkeit so weit wie möglich erhalten sollen.

Ein Beckenbodenproblem kann mit einer mangelnden Kontrolle der Schließmuskulatur einhergehen. Häufiges Wasserlassen, permanenter Harndrang oder sogar Inkontinenz sind möglich, manchmal auch verbunden mit Schmerzen in der Vagina, speziell beim Geschlechtsverkehr, und im Enddarm.

Bei Problemen mit dem Beckenboden kann richtiges Training die innere Mitte in Balance halten und die Lust intensivieren. Gerade mit speziellen Kräftigungsübungen lässt sich das Empfinden steigern, und vielfach fällt es auch leichter, einen Orgasmus zu bekommen.

Damit Sie überhaupt ein Gefühl für diesen Körperbereich bekommen, versuchen Sie einmal, Ihre Schließmuskeln zusammenzupressen, als wollten Sie Ihren Harnstrahl einhalten. Spüren Sie die leichte Hebung der Muskeln oberhalb und innen unterhalb des Beckens?

Beckenbodenübungen sollten zweimal täglich etwa zehnmal hintereinander ausgeführt werden. Es gibt Übungen in der Rücken- und in der Bauchlage, im Stehen und im Sitzen. Weitere Informationen finden Sie auch bei der Beckenboden-Arbeitsgemeinschaft des Berliner Beckenbodenzentrums und dem Deutschen Grünen Kreuz (www.ag-beckenboden.de).

Hier zwei Übungen für ein kraftvolleres Becken:

Erste Übung: Becken kippen

Stellen Sie sich aufrecht hin, die Füße fest am Boden, die Knie leicht gebeugt. Heben Sie Ihr Brustbein und richten Sie den Oberkörper auf. Den Kopf halten Sie in Verlängerung der Wirbelsäule. Lassen Sie die Schultern locker hängen und legen Sie nun einen

Handrücken auf den unteren Rücken, die andere Hand mit der Innenfläche auf den Bauch unterhalb des Nabels, wobei der kleine Finger zum Schambein zeigt. Stellen Sie sich nun vor, Ihr Beckenboden sei eine Hängematte, die Ihr Schambein mit dem Steißbein verbindet. Üben Sie mit dem kleinen Finger Druck auf das Schambein aus. Atmen Sie mit einem stimmlosen «Ffffff» aus und kippen Sie das Becken nach vorne. Spannen Sie den Beckenboden an, indem Sie Scham- und Steißbein zusammenziehen – so lange, wie Sie ausatmen. Dann atmen Sie ein und kippen das Becken dabei so nach hinten, dass Sie fast ein wenig ins Hohlkreuz kommen. Das wiederholen Sie insgesamt sechsmal. Das Ergebnis: Diese Übung festigt die unterste und die oberste Beckenbodenschicht.

Zweite Übung: Aktiv sitzen

Setzen Sie sich für diese Übung auf einen Stuhl, die Füße stehen hüftbreit auf dem Boden. Heben Sie das Brustbein. Um Ihren Damm zu spüren, können Sie auch ein aufgerolltes Handtuch direkt darunterlegen. Wenn Sie Ihre Sitzbeinhöcker fühlen, kippen Sie das Becken vor, bis die Schamlippen die Sitzfläche berühren. Beim Einatmen ziehen Sie die Sitzbeinhöcker zusammen und den After nach innen, atmen aus und lösen die Spannung. Wiederholen Sie dies sechsmal. Beim Ausatmen lehnen Sie sich zurück, aber nur so weit, wie Sie die Position ohne Schmerzen halten können. Jetzt heben Sie einen Fuß, halten diese Stellung und atmen ruhig. Senken Sie den Fuß, richten Sie sich langsam auf. Dann wechseln Sie den Fuß. Wiederholen Sie dies sechsmal. Diese Übung kräftigt vor allem die mittlere Schicht des Beckenbodens.

Der Beckenboden

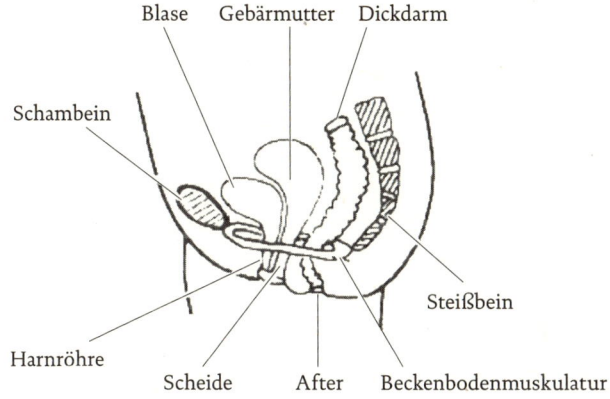

Quelle: www.inkontinenzberater.de

Unterleibsoperationen können bei sexuellen Störungen eine entscheidende Rolle spielen. Ich prüfe, ob die Gebärmutter und die Eierstöcke noch erhalten sind; eine Entfernung der Eierstöcke kann die männlichen Hormone reduzieren, die das sexuelle Verlangen maßgeblich beeinflussen.

Grundsätzlich führt jede Operation zu einer sogenannten Defektheilung, denn das entstehende Narbengewebe ist funktionell niemals so hochwertig wie das ursprüngliche Gewebe. Jeder operative Eingriff führt zu einer Schädigung und Verletzung neuronaler Strukturen. Die operative Kunst besteht darin, die Integrität des Nervensystems so weit wie möglich zu erhalten, zum Beispiel den Nervenplexus, der den Gebärmutterhals umgibt.

Operative Eingriffe an den Bandscheiben, der Bauchschlagader oder am Dickdarm sind ebenfalls oft Ursache sexueller Störungen. Die Weiterleitung von Informationen vom Genitalbereich an das Gehirn sowie die Rückmeldung können dadurch beeinträchtigt sein.

Auch die inneren Narben, die durch einen **Kaiserschnitt** entstehen, können zu Schmerzen beim Verkehr führen.

Eine **Sterilisation** ist an sich ein kleiner Eingriff, eine Unterbindung der Eileiter, die damit verschlossen werden. Manchmal verringert sich dabei die Durchblutung der Eierstöcke, und weniger Hormone werden gebildet. Einige Frauen kommen nach einer Sterilisation etwas früher in die Wechseljahre.

Die Haut im Genitalbereich wird bei der gynäkologischen Diagnostik ebenfalls untersucht, um festzustellen, ob lokale Allergien vorhanden sind oder dermatologische Erkrankungen wie **Lichen sclerosus** (eine chronisch entzündliche, nicht ansteckende Hauterkrankung, die vermutlich zu den autoimmunen Entzündungen zählt) oder **Lichen planus** (eine nicht ansteckende Hauterkrankung mit roten, juckenden Knötchen an der Haut und weißen Streifen an Schleimhäuten), die Schmerzen beim Sex verursachen kann.

Auch alle in Frage kommenden **Infektionen der Vagina** und der Harnwege, die durch Pilze, Bakterien oder andere Erreger, durch Mycoplasmen oder Chlamydien verursacht werden, sollten bei der gynäkologischen Diagnostik geklärt werden. Sie äußern sich oft durch Rötungen, Juckreiz oder Brennen.

Wenn die Infektion über den Gebärmutterhals in die Gebärmutterhöhle und die Eileiter aufsteigt, kann sie zu Schmerzen im Becken oder Bauchraum führen. Die Patientin bekommt dann gegebenenfalls Fieber und starke Bauchbeschwerden. Entzündungen können sich zu einem chronischen Schmerzzustand entwickeln und zu Beschwerden beim Verkehr führen.

Bei der chronischen Erkrankung **Human Papilloma Virus** (HPV) infizieren Viren die Zellen der obersten Zellschichten des Haut- und Schleimhautgewebes und vermehren sich in deren Zellkernen. In der Folge entstehen gutartige Haut- und Schleimhauttumore, besser bekannt als Feigwarzen. Eine HPV-Infektion kann zum Gebärmutterhalskrebs führen, eine Impfung ist neuerdings möglich.

Bei einer normalen **Zystis** handelt es sich um eine Blasenentzündung, die von Erregern verursacht wird. Harndrang, häufiges Wasserlassen und Brennen sind die Symptome. Eine **Interstitielle Zystis**, eine chronische Entzündung der Blasenwand ohne Erregernachweis, kann zu Sexualschmerzen führen. Frauen mit dieser Erkrankung müssen bis zu 50-mal am Tag mit gereizter Blase zur Toilette, zugleich verspüren sie Schmerzen in der Vagina und im gesamten Unterleib. Eine Interstitielle Zystis kann vom Urologen mittels einer Zystoskopie diagnostiziert werden. Typisch für diese Erkrankung sind Mikroeinblutungen in die Blasenwand.

Viele Frauen mit Schmerzen beim Verkehr leiden unter **Endometriose**, einer Wucherung von Gebärmutterschleimhaut außerhalb des Uterus. Das Gewebewachstum tritt meist in der Beckenregion auf, an den Eierstöcken, am Darm und an der Blase. Es kann auch in anderen Körperregionen vorkommen. Wie die Schleimhaut der Gebärmutter folgt auch das versprengte Gewebe dem hormonellen Monatszyklus. Die Folge sind Blutungen und Schmerzen im Unterbauch.

Das Problem ist, dass die Endometriumzellen unter dem Einfluss der Hormone wachsen, aber nicht – wie bei der Mensis – abgestoßen werden können. Sie bluten auch, werden dann aber im nächsten Zyklus wieder zum

Wachstum angeregt. Dieser Prozess führt zu Vernarbungen außerhalb der Gebärmutter, was beim Sex starke Beschwerden verursachen kann.

Myome sind gutartige Neubildungen der Gebärmutterwand, bestehend aus Muskelfasern und Bindegewebe, die wirbelartig Schicht um Schicht aufgebaut sind. Sie wachsen unter Hormoneinfluss (insbesondere Östrogenen) auf eine Größe bis über zehn Zentimeter Durchmesser. Nach der Menopause bilden sie sich teilweise zurück. Myome können Schmerzen verursachen.

Zum Abschluss der Untersuchung verwende ich den *Genito Sensory Analyser* (GSA), mit dem ich das Sensibilitäts- oder Vibrationsempfinden im Genitalbereich überprüfe, also die Funktion der neurologischen Infrastruktur – sind die Klitoris und die vordere Scheidenwand ausreichend sensibel? Dies ist keine gynäkologische Untersuchung, sondern eher eine neurologische.

Das Gerät funktioniert folgendermaßen: In der Sonde befinden sich kleine Vibrationsgeber, und die Patientin muss mittels Knopfdruck angeben, wann sie erste Vibrationen spürt. Relevant ist für mich der Zeitabstand vom Beginn der Messungen bis zum Beginn der ersten Wahrnehmung. Patientinnen, bei denen es sehr lange dauert – länger als physiologisch normal –, sollten weitergehend neurologisch untersucht werden, um Krankheiten wie Polyneuropathie oder Multiple Sklerose auszuschließen.

Im Anschluss an die gynäkologische Untersuchung folgt ein Gespräch über die Befunde, das 45 Minuten oder länger dauern kann. Viele Patientinnen haben sich schon im Vorfeld im Internet informiert und wissen, dass bei sexuellen Störungen eventuell eine Hormontherapie hilfreich sein kann. Wir besprechen dann das Verhältnis von Nutzen und Risiko, denn Hormone sollten nur verabreicht werden, wenn ein hoher Leidensdruck vorhanden ist und sich im Labor gezeigt hat, dass sich die Hormonwerte auf einem niedrigen Niveau befinden.

Eine Hormonersatztherapie ist nur eine Option bei der Behandlung sexueller Störungen. Bei Wechseljahrsbeschwerden werden nur die Hormone zugeführt, die in den Eierstöcken nicht mehr produziert werden können. Vielfach wird hierbei ein Östrogen mit einem Gestagen kombiniert verabreicht. Auch Beschwerden wie Hitzewallungen und Scheidentrockenheit können damit erfolgreich behandelt werden. Eine Hormonersatztherapie kann jedoch das Risiko von Gefäßerkrankungen und Brustkrebs erhöhen, deshalb muss eine Therapieentscheidung individuell und abhängig von den Untersuchungsergebnissen getroffen werden.

Die Untersuchungen haben mir nun gezeigt, ob es sich bei den Beschwerden der Patientin eher um eine Störung der Hormone, der Durchblutung oder der Sensibilität handelt. Natürlich kommt es vor, dass kein pathologischer Befund erkennbar ist, dann bleibt die Abklärung einer psychischen Konstellation, ich überweise zu einem

Sexualtherapeuten, oder wir geben der Patientin eine Liste wohnortnaher Therapeuten.

Aus meiner Sicht ist es gut, wenn der Partner an der Beratung teilnimmt, denn so können auch seine Fragen beantwortet werden. Für ihn ist die Situation meist schwer zu verstehen – der Sex mit seiner Partnerin war lange Zeit gut, wieso verhält sie sich jetzt so merkwürdig? Es hat sich doch nichts zwischen ihnen verändert, und er begehrt sie genauso wie zuvor. Und doch scheint sie ihm gegenüber gleichgültiger zu sein oder sogar eine Aversion zu hegen. Aus dem anfänglichen Zögern der Partnerin entwickelt sich eine Vermeidungshaltung, die bis zum Auszug aus dem gemeinsamen Schlafzimmer gehen kann.

In diesem Gespräch zu dritt beraten wir über therapeutische Optionen, und ich versuche herauszufinden, ob dem Paar vielleicht wesentliche Informationen fehlen, frage nach, ob sie Erfahrungen mit Hilfsmitteln haben, und empfehle entsprechende Literatur. Viele Ratgeber bieten sinnvolle Hilfestellungen, um die eigenen Schwierigkeiten besser verstehen zu können und von den Erfahrungen anderer zu profitieren.

Tipp: Wer mehr über sexuelle Störungen wissen will, dem empfehle ich das Buch *Nur für Frauen* der Schwestern Jennifer und Laura Berman.

Ein anderes, *Women's Sexual Function and Dysfunction,* herausgegeben von Irwin Goldstein, ist ein spezielles medizinisches Lehrbuch.

Ich habe in meiner Praxis einige Männer erlebt, die sich während des Gesprächs sehr reserviert verhielten, doch nach der Lektüre eines der Bücher besser verstehen konnten, wie sie ihrer Partnerin helfen können und dass auch sie davon profitieren würden. Jede sexuelle Störung führt zu einem partnerschaftlichen Konflikt, der ohne Gespräch nicht behoben werden kann.

10. Schmerzen beim Geschlechtsverkehr

Der allgemeine medizinische Begriff für Schmerzen beim Geschlechtsverkehr heißt Dyspareunie. Etwa acht Prozent aller Frauen sind davon betroffen, und je mehr eine Frau unter Schmerzen leidet, desto mehr Angst entwickelt sie vor dem Koitus. Frauen mit Depressionen oder Angststörungen leiden häufiger an sexuellen Schmerzen. Frauen, die sexuell missbraucht wurden, sind ebenfalls belastet – eine negative Assoziation kann ausreichen, um eine innere Anspannung auszulösen.

Es gibt Schmerzen, die nur beim Orgasmus auftauchen oder erst nach dem Geschlechtsverkehr, manchmal bis zu einem Tag später. Ausgelöst wird eine Dyspareunie oftmals durch eine fehlende Lubrikation – die Scheidenschleimhaut wird dabei nicht feucht genug, die erhöhte Reibung kann Schmerzen verursachen.

Wichtig für den behandelnden Arzt ist die Information, ob die Schmerzen schon immer vorhanden waren oder erst kürzlich aufgetreten sind.

Ein Beispiel aus meiner Praxis

Marianne K. ist eine 21-jährige BWL-Studentin. Sie hatte ihren ersten Freund mit 19 Jahren; beim ersten Verkehr spürte sie starke Schmerzen und verknüpft aus diesem Grund keine positiven Assoziationen mit Sex. Sie erzählt mir, dass sie sich nun verliebt hätte. Der Wunsch, mit ihrem neuen Partner zu schlafen, sei groß, aber es klappt leider nicht. Petting ist möglich, aber bei dem Versuch ihres Freundes, in sie einzudringen, hat sie starke Schmerzen.

Marianne K. ist ängstlich und angespannt. Es hat sie einige Überwindung gekostet, überhaupt in die Praxis zu kommen. Die behutsame Untersuchung zeigt einen festen Muskelwulst im Bereich des hinteren Scheideneingangs. Ich stelle einen hohen Muskeltonus fest, der auch bleibt, nachdem ich die Patientin gebeten habe, sich so gut wie möglich zu entspannen. Der Q-Tip-Test zeigte eine erhöhte Schmerzreaktion, die Haut in der Vagina ist leicht gerötet und relativ glatt. Bei der Sensibilitätsüberprüfung mit der GSA-Sonde ist nur eine äußere Befunderhebung möglich.

Die Patientin lernt, über ein Biofeedback-Verfahren den Tonus der Beckenbodenmuskulatur willkürlich zu entspannen, und ich informiere sie über Dehnungsübungen für den Scheideneingang. Daraufhin

verschwinden die Schmerzen zwar nicht vollständig, aber die Patientin gewöhnt sich daran, mit ihnen
umzugehen, ohne dass sie Angstzustände bekommt.
Nach und nach findet eine Desensibilisierung statt,
und nach einigen Wochen Training kann sie die
Dehnungen routiniert durchführen.

Beim ersten Verkehr bleibt der Partner vollkommen
passiv, er liegt dabei auf dem Rücken. Das Einführen
des Penis geschieht unter Verwendung von Gleitgel
und unter der Kontrolle der Patientin. Alle Bewegungen gehen zunächst von ihr aus. Sie hat zwar
immer noch Schmerzen, kann ihre körperlichen
Reaktionen aber sehr viel besser einschätzen. Mittlerweile darf ihr Freund sich vorsichtig und langsam
bewegen. Sie schlafen jetzt häufiger unter Zuhilfe-
nahme von Gleitgel miteinander und erfahren, wie
genussvoll Sex sein kann.

Eine Dyspareunie kann in vier verschiedene Unterstö-
rungen unterteilt werden – Vaginismus, Vulvavestibulitissyndrom, Vulvodynie und Atrophie, auf die ich etwas
genauer eingehen möchte.

Vaginismus

Vaginismus ist ein krampfartiges und schmerzhaftes Zusammenziehen der Beckenbodenmuskulatur, das bei dem Versuch auftritt, den Penis einzuführen. Der Schmerz ist stechend oder dumpf und im Bereich des Scheideneingangs lokalisiert. Diese Störung hat in erster Linie mit Angst zu tun. Wenn eine junge Frau beim Verkehr schon einmal starke Schmerzen hatte, kann sie ein sexuelles Vermeidungs- und Abwehrverhalten entwickeln und spannt in ängstlicher Erwartung des kommenden Schmerzes die Muskeln an – ein unbewusster Schutzreflex, der den drohenden Schmerz verhindern soll.

Die Patientinnen sind oft jung und in ihrem Auftreten eher schüchtern. Im Durchschnitt erlebten sie erst relativ spät ihren ersten Geschlechtsverkehr. Sie hatten Beschwerden, unternahmen aber noch einige Versuche, mit ihrem Partner zu schlafen; dabei machten sie aufgrund der Schmerzen weitere schlechte Erfahrungen. Im Laufe der Zeit türmt sich dann ein Berg von Ängsten auf.

Diese Patientinnen sind sehr angespannt, wenn sie zur Untersuchung kommen, und es ist spürbar, dass sie um den gynäkologischen Stuhl am liebsten einen großen Bogen machen möchten. Während der Untersuchung sind die Muskeln an der Innenseite der Oberschenkel angespannt. Ich versuche dann, die Patientin zu beruhigen, und kommentiere alle Arbeitsschritte, um eine ruhige Atmosphäre zu schaffen. Es kommt aber auch vor, dass ich gar keine körperliche Diagnostik durchführen kann, denn ich bin darauf angewiesen, dass der Unterleib entspannt und gut ertastbar ist. Mit großer Behutsamkeit gelingt es dann meistens doch.

Die Patientin mit Vaginismus lernt, sich willkürlich zu entspannen und die Scheide zu dehnen. Dieses Vorgehen entspricht einer Desensibilisierung, um den Umgang mit Schmerzen zu lernen und sich daran zu gewöhnen. Wenn diese Technik am Anfang Schwierigkeiten bereiten sollte, kann die Patientin ein lokales Betäubungsmittel verwenden.

Eine andere Form der Dehnung ist mit einem flexiblen Dilatationsinstrument möglich, einem kleinen Ballon, der in die Scheide eingeführt wird und auch von Schwangeren zur Vorbereitung auf die Geburt verwendet wird. In kleinen Schritten kann das Volumen des Ballons vergrößert werden, und die Patientin kann sich an ihre Schmerzgrenze herantasten.

Hat eine Patientin bereits Fortschritte gemacht und will nun wagen, mit ihrem Partner zu schlafen, sollte sich dieser zunächst vollkommen passiv verhalten. So wird ihre Angst vor seinen unkontrollierten Bewegungen reduziert, die sie als bedrohlich empfinden könnte. Die Patientin sollte alles selbst steuern können, und dafür eignet sich die Reiterstellung optimal.

Bei einem anderen Verfahren, dem Biofeedback, wird ein Drucksensor intravaginal eingeführt, der den Grad der Spannung und den Muskeltonus misst. Dieser Messwert wird auf einem Bildschirm angezeigt, sodass die Patientin eine Rückmeldung über ihren Tonus erhält. Sie kann selbst registrieren, wie hoch die Spannung ist und was passiert, wenn sie ihre Muskeln entspannt. Da sie das Ausmaß dieser Anspannung bislang nicht ausreichend spüren konnte, hilft ihr eine visuelle Darstellung, und sie lernt, den Tonus willkürlich zu steuern. Nach einer Weile braucht die Patientin das Gerät nicht mehr und kann die Beckenbodenübungen zu Hause selbständig durchführen.

Vulvavestibulitissyndrom

Das Vulvavestibulitissyndrom führt zu Schmerzen beim Koitus, die bei Berührung oder Druck im Bereich des Scheideneingangs auftreten. Durch eine veränderte Koitusposition kann aber eine Schmerzlinderung ermöglicht werden.

Um das Schmerzareal benennen zu können, sollte sich die Patientin den Scheideneingang als Uhrenzifferblatt vorstellen, was die Verständigung erleichtert. Mit einem Tupfertest kann ich dann eine genauere Lokalisierung vornehmen. Der Wattetupfertest ist eine Methode, mit der ich die Vulva in Bezug auf die Schmerzverteilung punktuell untersuche. Bei einem generalisierten Schmerzsyndrom – der Vulvodynie (s. S. 124) – schmerzt die gesamte Vulva, der Venushügel, die Klitoris, die Schamlippen. Anders verhält es sich beim Vulvavestibulitissyndrom: Hier ist das Schmerzareal kleiner und auf den Scheideneingang begrenzt. Manchmal ist die Haut im Schmerzbereich etwas gerötet oder atroph. Eine Gewebeentnahme (Biopsie) dient in diesem Fall einer differenzierten Diagnostik des Krankheitsbildes, denn es lässt sich feststellen, ob Entzündungszellen, die Histamin beinhalten, in das Gewebe eingewandert sind.

Bei Patientinnen, die am Vulvavestibulitissyndrom leiden, hat sich nach wiederholten Entzündungen eine chronische Schmerzempfindlichkeit entwickelt. Die Beschwerden werden bei Kontakt verstärkt und können durch unterschiedliche Faktoren ausgelöst werden – durch Fahrradfahren, das Einführen eines Tampons oder des Penis.

In der Krankengeschichte dieser Frauen finden sich häufige vaginale Infektionen, und später können die Patientinnen oft nicht mehr genau sagen, ob sie aktuell an einer Infektion leiden. Macht man einen Erregerabstrich, sind keine pathogenen Keime nachweisbar; die Frauen verspüren Schmerzen wie bei einer Entzündung, obwohl kein entsprechender Erreger vorhanden ist.

Zu vermuten ist, dass nach mehreren Infektionen eine chronische Gewebetransformation eintritt und es zu einer chronischen Entzündungsreaktion kommt. Da entzündetes Gewebe schmerzempfindlicher ist als gesundes, können die Schmerzen zu einem Dauerzustand werden.

Lokale Betäubungsmittel führen bei vielen Patientinnen mit einem Vulvavestibulitissyndrom zu einer Beschwerdelinderung. Falls eine Betäubungssalbe aufgetragen wird, muss der Partner natürlich ein Kondom verwenden.

Ein Beispiel aus meiner Praxis

Imme G., 38 Jahre, leidet unter Schmerzen im Scheideneingangsbereich, die sich in den vergangenen fünf bis sechs Jahren entwickelt haben. Mit Anfang 30 hat sie häufige Scheideninfektionen jeweils medikamentös behandelt, und schließlich sind die Beschwerden auch in der Zeit zwischen den Infektionen nicht mehr verschwunden. Sie hat Schmerzen zu Beginn und während des Geschlechtsverkehrs und kann seit zwei Jahren überhaupt keinen Verkehr mehr ertragen, was das Verhältnis zum Partner sehr belastet. Sie spürt Schmerzen bei allen Formen von Berührung, auch beim Einführen eines Tampons.

Der Q-Tip-Test (Prüfung der Schmerzintensität durch Berührung mit einem Watteträger) zeigte eine mäßige Schmerzangabe zwischen drei und acht Uhr im Bereich des Scheideneingangs mit einem Maximum bei fünf, sechs Uhr. Bei Berührungen in diesem Areal hat die Patientin heftige Schmerzen und verkrampft sich. Abgesehen von einer leichten Hautrötung ist das Scheidenepithel jedoch unauffällig. Die Sensibilitätsprüfung mit der GSA-Methode zeigt eine frühe Reaktion bei der Vibrations- und Temperaturüberprüfung.

Die Creme mit dem Lokalanästhetikum hat ihr etwas geholfen, sagt Imme G. bei einem zweiten Besuch einige Wochen später, die Wirkung sei aber zu oberflächlich. Verkehr ist möglich gewesen, aber die Schmerzen sind noch zu stark.

Daraufhin gebe ich ihr Spritzen mit einem Entzündungshemmer.

Während eines dritten Besuchs in der Praxis meint Imme G., die Wirkung der Spritzen sei sehr positiv, ließe aber nach wenigen Wochen wieder nach. Sie entschließt sich schließlich für eine Botox-Behandlung, die gute Ergebnisse zeigt. Die Beschwerden reduzieren sich deutlich, insgesamt um etwa 80 Prozent. Der Effekt hält auch jetzt, sieben Monate nach der Injektion, noch an.

Das Vulvavestibulitissyndrom kann zunächst oberflächlich medikamentös behandelt werden; bei Bedarf werden Injektionen mit Entzündungshemmern oder Botox gegeben. Ist der Leidensdruck groß, kann auch ein Antidepressivum oder ein Antikonvulsivum verschrieben werden, ein Arzneimittel, das sonst zur Behandlung von Krampfanfällen verwendet wird, aber auch schmerzreduzierend wirkt. Ein Antidepressivum wirkt nicht nur gegen Depressionen, sondern erhöht auch die Schmerzschwelle – in diesem Fall käme der Wirkstoff Amitriptylin in Frage.

Da bei diesem Krankheitsbild relativ kleine Bezirke des Scheideneingangs betroffen sind, kann das Problem auch mit einem operativen Eingriff, einer Vestibulektomie, gelöst werden, bei dem das betroffene Gewebe entfernt wird. Das sollte jedoch nur in Betracht gezogen werden, wenn die konservativen Methoden nicht zu dem gewünschten Therapieeffekt geführt haben.

Vulvodynie

Bei der Vulvodynie handelt es sich um eine chronische Schmerzhaftigkeit, um ein Brennen, Stechen, Reißen oder Wundgefühl in der gesamten Vulva. Eine Patientin kann selbst dann Beschwerden haben, wenn sie ruhig liegt oder sitzt. Diese Schmerzen treten nicht selten in Wellenbewegungen auf und werden von den Betroffenen als unangenehmes und starkes Spannungsgefühl im Scheidenbereich beschrieben. Eigentlich handelt es sich bei der Vulvodynie nicht um eine Sexual-, sondern um eine Schmerzstörung, da die Beschwerden dauerhaft und nicht nur beim Koitus empfunden werden.

Viele Patientinnen klagen auch über Schmerzen in anderen Körperregionen, haben Beschwerden im Rücken, im Unterbauch oder beim Wasserlassen, die sich ähnlich wie bei einer Blasenentzündung äußern. Die urologische Abklärung weist dann gegebenenfalls auf eine Trigonumzystitis hin, eine Erkrankung im Harnsystem. Die Therapie erfolgt mit einer schmerzlindernden Medikation, am besten in Zusammenarbeit mit einer Schmerzambulanz.

Anette R., 47 Jahre alt, Hausfrau, klagt über wiederkehrende Schmerzen in der Vulva, Ziehen in der Scheide und den Schamlippen, manchmal auch Schmerzen im Unterbauch und der unteren Lendenwirbelsäulengegend. Eine Bauchspiegelung ist bereits gemacht worden, und sie ist auch wegen ihres Rückens in orthopädischer Behandlung. Vor zwei Jahren hat der letzte Geschlechtsverkehr stattgefunden, und sie hat Angst vor der gynäkologischen Untersuchung.

Manchmal ist sie über Wochen fast beschwerdefrei, dann aber gibt es Tage mit erheblichen Beeinträchtigungen. Eine schmerzlindernde Medikation bricht die Patientin von sich aus ab, weil sie sich müde und etwas schwindelig fühlt. Schließlich hilft ihr ein Antidepressivum; sie fühlt sich leichter, die Schmerzen empfindet sie als gemildert.

Atrophie

Die Atrophie ist leichter zu erklären als die vorangegangen Schmerzstörungen, da die hormonellen Ursachen bekannt sind, folglich sind auch die Therapiemöglichkeiten klarer.

Eine Vulvaatrophie ist eine Gewebeschrumpfung, die nach den Wechseljahren hormonmangelbedingt auftreten und sich sukzessive verstärken kann.

Was passiert, wenn die Eierstöcke keine weiblichen Hormone mehr produzieren? Die Gebärmutter schrumpft und die Vagina bildet sich zurück. Dieser Östrogenabfall kann sich innerhalb weniger Monate vollziehen. An der Gebärmutter kann man diesen Prozess gut erkennen: Der Uterus ist bei einer 30-jährigen Frau etwa so groß wie eine Faust, 30 Jahre später kann er nur noch halb so groß sein. Auch die Eierstöcke verlieren an Volumen, und der Scheideneingang wird enger, weil die Schamlippen und Schwellkörper kleiner werden. Es kann sein, dass die Scheide insgesamt etwas kürzer wird, denn auch sie unterliegt einer Schrumpfung. Schmerzen treten auf, wenn zu der Enge noch eine vaginale Trockenheit kommt. Zudem wird das Gewebe weniger gut durchblutet und ist nicht mehr so elastisch.

Unter prämenopausalen Bedingungen ist das Epithel, das Deck- und Drüsengewebe in der Scheide, eher kräftig. Postmenopausal ist die Schleimhaut wesentlich dünner, was die Verletzungsgefahr bei Reibung deutlich erhöht. Keime können leichter in die mikroskopisch kleinen Verletzungen eindringen, was wiederum zu Entzündungen führen kann. Insgesamt wird die atrophe Scheide fragiler.

Berührungen im Genitalbereich, die früher angenehm und stimulierend waren, lösen nun ganz andere Empfindungen aus. Einige Frauen beschreiben dies so: «Früher war es empfindlicher, nun fühlt es sich etwas betäubt an.

Die Bewegungen des Penis waren für mich früher Erregung pur, jetzt ist diese Empfindung schwächer. Ich spüre den Penis nach wie vor, aber ich registriere eher, wie er sich hin und her bewegt. Es ist nicht mehr mit dem gleichen Lustgewinn verbunden.»

Gegen die Atrophie hilft eine lokale hormonelle Therapie, und mit einer lokal aufgetragenen östrogenhaltigen Salbe geht es der geplagten Patientin erheblich besser. Salben haben den großen Vorteil, dass man mit geringen Hormonmengen auskommt, und auch die Nebenwirkungen sind geringer. Wird noch nicht genügend Scheidenfeuchtigkeit gebildet, kann auch zusätzlich ein Gleitgel verwendet werden.

Ein Beispiel aus meiner Praxis

Margret M., 61 Jahre, arbeitet als Flughafenaufsicht. In die Menopause ist sie mit 49 Jahren gekommen, seit ungefähr sechs Jahren hat sie Beschwerden beim Verkehr. Sie hat ein Spannungsgefühl im Bereich des Scheideneingangs, außerdem verspürt sie eine Trockenheit, hat Schmerzen und häufigen und sehr starken Harndrang.

Der Befund zeigt eine Atrophie des inneren und äußeren Genitalbereichs. Dabei handelt es sich nicht um eine Krankheit, sondern um eine dem Alter entsprechende Gewebeveränderung in der Postmenopause. Das subjektive Problem besteht für Frau M. darin, dass die Beschwerden inzwischen größer sind als das Vergnügen. Sie hat schon manchmal Lust, sagt sie, aber der Sex ist einfach zu unkomfortabel geworden.

Sie erhält eine örtliche Östrogen-Substitution aus Scheidenzäpfchen und einer Creme, die sie auf die äußere Genitalzone aufträgt. Zunächst bessert sich der Harndrang. Sie kann den Urin wieder wie früher einhalten, erklärt Frau M., allein das ist schon eine gewaltige Erleichterung. Die Scheide fühlt sich elastischer und geschmeidiger an, die Schmerzen sind weg. Auch mit der Trockenheit ist es besser als früher, aber oft ist zusätzlich ein Gleitgel erforderlich. Die Libido habe sich nicht verändert.

11. Libidostörungen

Bei einem Verlust der Libido fehlen sexuelle Gedanken oder Phantasien und ein damit verbundenes Begehren. Die Motivation, Sex zu haben, ist verringert oder aufgehoben; unter Umständen ist auch der Orgasmus schwächer und wird als weniger lustvoll empfunden.

Die häufigste weibliche Sexualstörung ist einer Studie aus den USA zufolge ein zu geringes sexuelles Verlangen. Bei dem Gegenteil, bei sehr starkem sexuellem Begehren, ist das kritische Denken, die Vernunft, beeinträchtigt. Das Begehren – bei hoher Intensität – fokussiert die Wahrnehmung auf den Partner, und der Zustand ähnelt dem eines Drogenabhängigen.

Sexuelles Verlangen, sexuelle Erregung, Aktivität und Befriedigung hängen unmittelbar zusammen; ist die Libido gering, kann das zu Problemen führen.

Ein Libidomangel wird erst dann relevant, wenn damit ein Leidensdruck verbunden ist. Das Paar spürt eine atmosphärische Veränderung, es kommt vielleicht zu Spannungen, weil sie leidenschaftsloser ist und ihm «einen Gefallen tut». Eventuell wird der Verkehr als unangenehm oder langweilig empfunden – diese Situation ist für beide Partner unbefriedigend.

Nur wenige Frauen entwickeln eine echte Abneigung gegenüber ihrem Partner und vermeiden den Verkehr völlig; wenn sie sich doch einmal zum Sex zwingen, fühlen sie sich schlecht und haben vielleicht auch Schmerzen.

Andere Frauen vermissen die frühere Intensität ihres Begehrens, die sexuelle Energie, und empfinden den Libidomangel als Einbuße an Lebensqualität.

Die Libido ist zunächst eine Art «Bereitschaftsdienst» – gäbe es keine sexuellen Vorstellungen oder Gedanken, käme es auch nicht zum Sex. Auf die Frage, was zuerst da war – das Huhn oder das Ei – würde meine Antwort lauten: «Die Libido.» Ohne Libido würden keine Kinder mehr gezeugt. Die Libido ist ein Werkzeug der Evolution, denn die Motivation ist Voraussetzung der Handlung.

Ein Beispiel aus meiner Praxis

Anne K. ist eine 50-jährige Verkäuferin. Bei dem Erstgespräch muss sie häufig weinen, denn ihr Mann hat sich in eine jüngere Frau verliebt und sie vor acht Monaten verlassen. Eigentlich haben sie sich – bis auf das Sexuelle – gut verstanden. Sie hat mit 46 Jahren unregelmäßige Blutungen gehabt, die dann drei Jahre später ganz aufgehört haben, und ist ohne starke Beschwerden und ohne Medikamente durch die Wechseljahre gekommen. Nun fühlt sie sich kraft- und mutloser und verletzlicher als früher. In einem schleichenden Prozess ist nach und nach die

Farbe aus ihrem Leben gewichen; sie grübelt zu viel, zieht sich zurück. Anne K. möchte sich zwar wieder verlieben, kann es aber nicht. Das Interesse an Sex hat sie verloren. Ihrem Mann zuliebe fand in den vergangenen Jahren ab und an Geschlechtsverkehr statt; dabei hat die Patientin den Eindruck gewonnen, dass ihre Scheide enger als früher ist. Sie hatte zwar keine Schmerzen, konnte den Sex aber nicht wie früher genießen.

Der Hormonbefund zeigt eine postmenopausale Situation; die Eierstöcke sind erschöpft, die männlichen Hormone im unteren Referenzbereich. Die Patientin hat einen Wert von sieben Punkten – von 36 möglichen – im FSFI (Female Sexual Function Index). Sie willigte in einen Therapieversuch mit einem Hormonpräparat ein, das gegen die Gewebsschrumpfung im Genitalbereich wirkt und zugleich hilft, das Verlangen zu verbessern. Wir verabreden eine Kontrolluntersuchung nach drei Monaten.

Anne K. ist nun in guter Stimmung. Sie hat einen neuen Partner, und ihre Haut ist glatter geworden. Die Lust ist wieder da, und Geschlechtsverkehr ist möglich, wenn sie ein Gleitgel verwenden. Unter der Medikation hat sie die Melancholie überwinden können, die sie daran gehindert hat, wieder – wie früher – auszugehen und sich mit anderen Leuten zu treffen. Und dabei hat sie sich verliebt.

Was bedeuten Libido und Libidomangel medizinisch?

Eine Modellvorstellung geht davon aus, dass die subjektive Libido im Zentralnervensystem entsteht und einer Balance aus neuralen Netzwerken unterliegt, die zum Teil fördernd, aber auch hemmend wirken können. Bei leichter Dominanz der stimulierenden Anteile sollte im reproduktiven Alter eine latente Libido vorhanden sein, die aber leicht störbar, auf die Freisetzung von Neurotransmittern und auf die Wirkung von Hormonen auf die beteiligten Nervenzellen im limbischen System angewiesen ist.

Die neurobiologischen Hemmungssysteme sind beim Menschen komplex und hochdifferenziert; ein Grund dafür ist sicher der Schutz sozialer Systeme vor egoistischen Verhaltensweisen. Mit der Pubertät machen Jugendliche die Erfahrung, dass sie sich in bestimmten Situationen sexuell verhalten können und in anderen nicht. Sexualität setzt eine entspannte, sichere Atmosphäre voraus, und Stress oder seelische Belastungen verschieben den Fokus der Wahrnehmung auf äußere Dinge – was sexuelles Verhalten hemmt.

Vielleicht kennen Sie eine solche Situation: Sie liegen mit Ihrem Partner im Bett. Das Schlafzimmer ist nicht abgeschlossen, nebenan sind die Kinder. Eigentlich sollten die schlafen, aber tun sie das wirklich? Dieser Gedanke kreist in Ihrem Gehirn, sodass es Ihnen unmöglich ist, sich fallenzulassen.

Ein Beispiel aus meiner Praxis

Gisela H., 56 Jahre, Hausfrau, hatte eine neurochirurgische Hämangiomoperation (ein gutartiger Tumor der Blutgefäße im Gehirn). Danach ist es zu einer deutlichen Zunahme ihrer Libido gekommen. Innerhalb von Stunden baut sich ein starkes Verlangen auf, sie fühlt sich dann unruhig und kann sich nicht mehr auf ihre jeweilige Tätigkeit konzentrieren. Wenn sie Besuch hat, muss sie sich vorübergehend zurückziehen, um einen Orgasmus zu bekommen, danach geht es dann wieder für eine Weile gut. Sie leidet unter der Situation; ihre Familie und engste Freundinnen sind eingeweiht und zeigen sich verständnisvoll. Gisela H. empfindet diesen Zustand als Zwang, ihre Lebensqualität hat sich verschlechtert, und sie befindet sich in psychologischer Behandlung. Es gibt einen sicheren zeitlichen Zusammenhang zu der Operation, bei der das Hämangiom vollständig entfernt worden ist.

Die Patientin entschließt sich nach unserem Gespräch zu einem Therapieversuch mit einem Antidepressivum. Das Medikament hat als – normalerweise unerwünschte – Nebenwirkung einen Libidoverlust zur Folge. Unter der Behandlung wird das Problem gelindert, aber nicht behoben. Das Zeitintervall zwischen zwei Orgasmen hat sich etwa verdoppelt, das gibt ihr etwas Entspannung. Sie möchte die Therapie fortsetzen, fühlt sich jedoch müder als zuvor, sodass sie die Dosis zunächst nicht erhöhen möchte. Ihre Lebensqualität hat sich insgesamt aber verbessert, und sie hat positive Rückmeldungen von ihrer Familie erhalten.

Für viele Frauen sind Sexualität und Begehren abhängig von einer ungestörten Atmosphäre. Schon eine Kleinigkeit, ein falsches Licht, ein merkwürdiger Geruch, ein bestimmter Geräuschpegel, das Klingeln des Telefons, kann die Lust bedrohen. Entscheidende Störfaktoren, die unmittelbar zu Libidoproblemen führen können, sind Angst und Stress. Patientinnen, die im Beruf oder im Alltag einer zu hohen Belastung ausgesetzt sind, leiden häufig an einer geringeren Libido – in einer entspannten Umgebung, zum Beispiel im Urlaub, kommt die Lust oftmals zurück. Der Libidomangel hat in diesen Fällen nur mit einer Überlastung zu tun.

Angst ist auch eine Form von Stress; in früheren Zeiten, als die Menschen aufgrund gefährlicher Umweltbedingungen unter großem Druck standen, sorgten die körperlichen Stressbewältigungssysteme dafür, dass das gerade anstehende Problem zuverlässig gelöst werden konnte. Die Libido wurde niedrig gehalten, und nur unter entspannten Bedingungen in einer sicheren Höhle trat das Begehren wieder in den Vordergrund.

In der Praxis habe ich häufig sehr ängstliche Patientinnen erlebt, die Angst vor den Anforderungen im Beruf oder den Stimmungsschwankungen des Partners haben. Diese Ängste bleiben nicht ohne Wirkung, und die hohe Belastung führt zu einer niedrigen Libido.

Auch beim Stillen ist die Libido einer Frau geringer, und bei frisch Verliebten normalerweise erhöht.

Psychische Empfindungen haben einen biologischen Kontext; zwei wissenschaftliche Disziplinen, die Psychobiologie und die Neurobiologie, beschäftigen sich mit diesen neuroendokrinen Netzwerken. Betrachtet man die Libido hinsichtlich der psychoendokrinen Situation, so beeinflussen männliche Hormone im Zentralnervensystem die Intensität des Begehrens. Fehlen aber diese Androgene, kommt es zum Libidomangel.

Aus Studien wissen wir, dass die Libido durch die Verabreichung eines Medikamentes, das wie Dopamin wirkt, erhöht werden kann. Andererseits können Präparate, die als Dopaminantagonisten eingesetzt werden, die Libido reduzieren. Es gibt auch Menschen, die unter einer zu hohen Libido leiden, wie ich in meinem Fallbeispiel beschrieben habe. Sie können so medikamentös behandelt werden.

Der Neurotransmitter Serotonin beeinflusst ebenfalls die Libido und steht auch in engem Zusammenhang mit dem Auftreten von Depressionen. Wenn Serotonin im Zentralnervensystem freigesetzt wird, hemmt es die Libido, die Orgasmus- und (bei Männern) die Ejakulationsfähigkeit. Das wiederum bedeutet: Wenn Menschen einen gestörten Serotoninhaushalt haben, können sie auch sexuelle Störungen bekommen. Libidostörungen sind bei diesen Patienten Symptom – oder Nebenaspekt – einer Depression.

Beim Orgasmus wird Serotonin freigesetzt, was bei Männern dazu führt, dass sie direkt nach einem Höhepunkt zunächst kein weiteres sexuelles Interesse haben. Die Libido ist temporär reduziert. Depressive Menschen werden häufig mit einem Antidepressivum behandelt, das zur Medikamentenklasse der Selektiven Serotonin-Wiederaufnahmehemmer (SSRI, Selektiver Serotonin-Reuptake-Inhibitor) gehört – hier ist das Wort «Serotonin» schon in der Bezeichnung enthalten. Dieses Antidepressivum unterdrückt die Libido.

Wichtig in diesem Zusammenhang ist auch das Hormon Prolaktin. Diese Substanz ist der einzige zuverlässige Orgasmusmarker, den wir kennen. Manche Frauen sind unsicher, ob das, was sie als Höhepunkt verspüren, auch tatsächlich ein Orgasmus ist. Prolaktin wird beim Orgasmus freigesetzt und kann somit bestimmt werden.

Eine entscheidende Voraussetzung für das Begehren ist das Gefühl von Vertrautheit und partnerschaftlicher Bindung. Sex, streicheln, massieren und berühren setzt Oxytocin frei. Wenn Menschen diese Substanz vermehrt im Blut haben, löst sich Stress in Wohlbefinden auf, und es breitet sich ein Gefühl von Geborgenheit, Geschütztheit und Vertrauen aus. Diese Vertrautheit in der Paarbeziehung beeinflusst die Libido.

Einige Frauen berichteten mir, dass sie sich ohne Sex schlechter fühlen, viel empfindlicher und reizbarer sind. Wenn sie dann wieder Geschlechtsverkehr hatten, fühlen sie sich entspannter, das Unbehagen geht zurück. Sexualität hat also auch eine therapeutische Wirkung.

Oxytocin ist ein Neuropeptid, das im Hypothalamus gebildet wird. Von hier wird es zum Hinterlappen der Hypophyse (Hirnanhangdrüse) transportiert und bei Bedarf abgegeben. Es führt – zumindest im Tierversuch – zu einer Verstärkung monogamer Verhaltensweisen, erhöht also die Partnerbindung.

Wird bei Zärtlichkeiten und beim Geschlechtsverkehr Oxytocin freigesetzt, so wirkt es euphorisierend und beruhigend zugleich. Beim Koitus übernimmt es wichtige Funktionen bei der Vorbereitung von Orgasmuskontraktionen, und es wird vermutet, dass die Freisetzung dieses Peptides stabilisierend auf eine Beziehung wirkt. Aufgrund der Wirkung auf partnerschaftliche Beziehungen wird Oxytocin auch als «Treuehormon» bezeichnet. Es spielt auch beim Stillen eine Rolle und wird durch die Stimulation der Brustwarzen freigesetzt. Auf diese Weise könnte auch die Mutter-Kind-Verbindung biologisch gefestigt werden.

Eine Beeinflussung des zentralen Nervensystems über Steroidhormone ist also möglich, und die Zufuhr von Hormonen kann sexuelle Empfindungen reaktivieren.

Dabei ist es jedoch notwendig, sowohl Östrogene als auch Androgene anzubieten, denn ein Östrogenmangel verursacht nicht per se einen Libidoverlust. Dieser entsteht eher bei einem Mangel an Androgenen, und da beide Sexualhormone in einem Beziehungsgeflecht verbunden sind, ist bei Libidomangel eine Kombination beider sinnvoll und notwendig.

Die Wirkung von Androgenen beim männlichen Geschlecht ist besser erforscht. Männer, die kastriert wurden, verlieren das sexuelle Verlangen, können aber erneut sexuell motiviert werden, wenn die entsprechenden Hormone ersetzt werden. Testosteron verstärkt die Dopaminfreisetzung – Dopamin ist wichtig für die Orgasmusfähigkeit –, so kann es therapeutisch zur Verbesserung der Libido und der Orgasmusfähigkeit verwendet werden.

Sexuelle Reize lösen nur dann eine sexuelle Reaktion aus, wenn Steroidhormone im Körper vorhanden sind. Patientinnen, die Lust und Erregung nahezu verloren hatten, berichten über eine Rückkehr der verlorenen Gefühle unter einer Hormontherapie.

Die Durchblutung im Genitalbereich nimmt zu, das Volumen der Klitoris vergrößert sich, es entsteht ein näherer Kontakt zwischen Klitoris und Scheide, die Bewegungen des Penis werden besser wahrgenommen.

Frauen, die eine Antibabypille mit einem antiandrogenen Gestagen nehmen, um ihre Haut zu verbessern, sollten daran denken, dass dieses Präparat einen libidosenkenden Effekt haben kann. Es empfiehlt sich dann, anderweitig und ohne Unterdrückung der männlichen Hormone zu verhüten.

Seit Anfang 2007 gibt es *Intrinsa,* ein dünnes Testosteronpflaster für Frauen, das auf die Haut appliziert und zweimal pro Woche gewechselt wird. Pro Tag werden 300 Mikrogramm des Hormons freigesetzt. Die Wirksamkeit und Sicherheit des Pflasters wurde an Frauen untersucht, die keine Eierstöcke mehr hatten und alle an einem Libidomangel litten. Für die Testverfahren erhielten die Frauen entweder ein Testosteronpflaster oder ein Placebo. Das Testosteronpflaster verbesserte die Sexualfunktion im Vergleich zum Placebo deutlich; die Frauen hatten öfter befriedigenden Sex als vor Studienbeginn und kamen unter dem Einfluss von Testosteron häufiger zum Orgasmus.

Nebenwirkungen des Pflasters können unter anderem Akne, fettige Haut und Veränderungen der Körperbehaarung sein. Die Behandlung sollte dann abgebrochen oder umgestellt werden.

Ein Beispiel aus meiner Praxis

Caro N., 38 Jahre alt, leidet an einer zunehmenden sexuellen Lustlosigkeit. Sie fühlt sich oft erschöpft, obwohl sie nur halbtags als Maklerin arbeitet. Vor sechs Jahren ist bei einer Operation aufgrund von Zysten der eine Eierstock komplett und der andere zum Teil

---

entfernt worden. Ihre Lust auf Sex sei noch nie sehr groß gewesen, aber früher doch stärker als jetzt. Sexuelle Gedanken hat sie immer nur dann empfunden, wenn sie frisch verliebt war; sie hat diesen Zustand als angenehm und lebhaft in Erinnerung.

Jetzt spielt Sex in ihrem Leben keine besondere Rolle mehr, und sie kann ohne Probleme darauf verzichten. Ihr Mann hat erst vorsichtig und liebevoll reagiert, mittlerweile ist die Atmosphäre jedoch oft angespannt, wenn er mit ihr schlafen will. Anfangs haben sie versucht, darüber zu sprechen, aber jetzt leben sie einfach nebeneinanderher. Sie ist nicht unzufrieden, aber auch nicht glücklich. Die Luft ist raus.

Sie möchte gerne etwas ändern, aber es fehlt ihr die Energie dazu. Manchmal ist sie melancholisch; aus diesem Grund hat sie eine Psychotherapie begonnen und nach einer Weile wieder abgebrochen. Eigentlich sehnt sie sich nach Intimität und Zärtlichkeit, aber wenn ihr Mann sie in den Arm nimmt und sie streichelt, unterstellt sie sofort eine sexuelle Absicht und blockt ab. Ihre Partnerschaft ist wohl nicht bedroht, aber sie spürt den Kummer ihres Mannes und macht sich Sorgen, was in Zukunft sein wird. Insgesamt ist sie deshalb zunehmend bedrückt.

Die Diagnostik ergibt, dass die Patientin nur wenige männliche Hormone hat, was ursächlich mit dem Verlust von Eierstockgewebe durch die Operation zusammenhängt. Etwa die Hälfte dieser Hormone wird in den Ovarien gebildet – deshalb fehlen sie nach der operativen Entfernung.

Dies wird durch ein testosteronhaltiges Gel ausgeglichen, da die weiblichen Hormone noch normwertig sind.

Unter der Medikation ist zunächst die bleierne Müdigkeit und diese graue Stimmung verschwunden, berichtet Caro N. später. Das ist für sie wie eine Befreiung und eigentlich noch wichtiger als das sexuelle Problem. Sie verspürt auch wieder ein leichtes Verlangen, hat erotische Träume und schläft wieder häufiger mit ihrem Mann. Das Entscheidende sind aber ihr allgemeines Wohlbefinden, ihre Tatkraft und die Überwindung der Schwermut und des Phlegmas.

12. Erregungsstörungen

Sexuelle Erregung führt zu physiologischen Reaktionen im Körper, besonders im Genitalbereich. Der Blutdruck steigt, der Atem geht schneller, der Puls beschleunigt sich. Im Genitalbereich wird die Scheide feucht und dehnt sich nach hinten aus, die Schamlippen werden stärker durchblutet. Gleichzeitig schwellen die Brüste an, die Brustwarzen ziehen sich zusammen und werden fest. Die Schwellkörper, die kleinen Schamlippen und die Klitoris füllen sich mit Blut, die Klitoris richtet sich auf, erigiert geringfügig, und kurz vor dem Orgasmus zieht sie sich hinter die Vorhaut zurück.

Eine Störung der genitalen Erregbarkeit liegt vor, wenn bei Stimulation die Vulva nicht anschwillt, die großen und die kleinen Schamlippen sowie die Klitoris zu gering perfundiert werden. Die Durchblutung der Genitalien bleibt unzureichend, und die Scheide wird nicht feucht genug, die Lubrikation ist zu gering. Diese Situation ist mit Erektionsstörungen bei Männern vergleichbar. Die subjektive Erregung ist bei Frauen nicht immer mit einer genitalen Manifestation der Erregung verknüpft, und manche Frauen beschreiben den Verkehr bei mangelnder Erregung als mechanisch.

Viele meiner Patientinnen mit Erregungsstörungen befinden sich in der Peri- oder Postmenopause, klagen über eine zu trockene Scheide und scheuen sich, ihrem Partner die Benutzung von Gleitgel vorzuschlagen. Eher nehmen sie Schmerzen in Kauf, was wiederum dazu führt, dass sich Erregung und Lubrikation weiter verschlechtern.

Es gibt verschiedene Formen von Erregungsstörungen.

1. Körperliche / genitale Erregungsstörungen: Eine subjektive Erregung ist möglich, sie erfolgt aber nicht durch Stimulation der Vagina, der Brüste oder anderer Körperbereiche. Die Erregung entsteht durch visuelle Stimulation, Phantasien oder Erinnerungen.

2. Psychische Erregungsstörung: Die subjektive Wahrnehmung sexueller Lust ist reduziert – aber körperliche Reaktionen wie das Auftreten einer feuchten Scheide sind möglich.

3. Kombinierte körperliche und psychische Erregungsstörung: In diesen Fällen bleibt die subjektive Erregung gering, und auch die physiologischen Änderungen im Genitalbereich treten – trotz adäquater Stimulation – nicht ein.

Ein Beispiel aus meiner Praxis

Verena J. ist eine 55-jährige Schriftstellerin. Sie lebt als Single gern und gut, sie raucht, genießt und hat etwas Übergewicht. Als sie Wechseljahrsbeschwerden verspürt, lässt sie sich Hormone verschreiben, setzt diese dann jedoch wieder ab, um kein Risiko einzugehen. Sie bekommt Hitzewallungen und Schlafstörungen und kann nicht mehr schreiben. Das Denken fällt ihr schwer, sie hat weniger Ideen, kann sich nicht mehr in ihre Figuren hineinversetzen. So ihrer Fähigkeiten beraubt, befindet sie sich in einer tiefen Krise. Verena J. fühlt sich alt, überflüssig, wie im Exil. In sexueller Hinsicht ist das Verlangen zwar noch da, aber weniger drängend. Es dauert länger, bis sie in Erregung kommt. Die Lust ist wahrnehmbar, lässt sich aber während des Verkehrs – anders als früher – nicht steigern. Sie fühlt eine beginnende innere Trockenheit, gefolgt von einem unbehaglichen Gefühl, was ihre Erregung abklingen lässt. Der Beischlaf muss immer häufiger abgebrochen werden. Später bringt schon allein der Gedanke, dass sie eventuell zu trocken sein könnte, die beginnende Erregung zum Erliegen, sodass beim Sex Schmerzen auftreten. Verena J. kann sich nicht mehr fallenlassen, sich hingeben und bekommt Angst vor der eigenen körperlichen Reaktion.

Der Befund zeigt eine beginnende genitale Atrophie, der Hormonstatus entspricht altersentsprechend den Werten einer Frau nach den Wechseljahren, die Doppler- und Photoplethysmographie-Untersuchungen zeigen eine geringe genitale Blutversorgung unter Erregung.

Verena J. entschließt sich zu einer erneuten Substitution der weiblichen Hormone. Die Beschwerden, die ihre Lebensqualität stark beeinträchtigt haben, gehen weitgehend zurück, sie kann wieder gut schlafen und schreiben.

In sexueller Hinsicht bleibt sie weiterhin zurückhaltend, obwohl sich die Scheidenlubrikation gebessert hat. Sie hat wenig Verlangen, das Interesse an Männern ist gering, und Verführung und Eroberung sind ihr gleichgültiger geworden. Sie nimmt sich nicht mehr als sexuelles Wesen wahr, den Männern – so ihr Gefühl – geht es in Bezug auf sie wohl ähnlich.

Sie wechselt zu einem Präparat, das neben den weiblichen Hormonen auch eine Spur der Wirkung männlicher Hormone enthält.

Verena J. bekommt wieder Lust, auszugehen, zu flirten, das Begehren kehrt zurück. Sie verliert diese ängstliche Verdrossenheit in Bezug auf sexuelle Kontakte; die Lubrikation ist besser, und falls es doch Probleme gibt, verwendet sie ein Gleitgel. Die Angst vor der Trockenheit ist verschwunden. Die Erregung ist im Vergleich zu der Zeit vor den Wechseljahren verzögert, die Orgasmen kürzer, aber damit kann sie leben.

13. Orgasmusstörungen

Bei einer Orgasmusstörung kommt es trotz subjektiver Erregung entweder gar nicht zum Höhepunkt, die Orgasmusintensität ist vermindert, oder der Orgasmus ist nur mit erheblicher zeitlicher Verzögerung möglich. In Bezug auf den weiblichen Orgasmus gibt es noch immer Missverständnisse hinsichtlich des Mythos vom «richtigen» Orgasmus. Einige Frauen berichteten, dass sie bisher keinen Höhepunkt erleben konnten; bei weiterem Nachfragen aber gaben sie an, durch klitorale Stimulation durchaus zum Orgasmus kommen zu können.

Ein klitoraler Orgasmus ist ebenso ein richtiger Orgasmus wie ein durch vaginale Stimulation ausgelöster Höhepunkt. Diese Unterscheidung ist, wie ich ja bereits ausgeführt habe, ein Anachronismus.

Beim Orgasmus kommt es zu unwillkürlichen Kontraktionen der Scheide, manchmal auch der Gebärmutter, und zu einer Aktivierung der Beckenbodenmuskulatur. Einige internistische und neurologische Erkrankungen sowie Nebenwirkungen von Medikamenten können den Orgasmus beeinträchtigen, dazu gehören die Nebenwirkungen von Antidepressiva und Neuroleptika, Schlafmitteln und Alkohol in zu hohen Dosen.

Ein Beispiel aus meiner Praxis

Ruth M. ist eine 43-jährige Betreuerin von Touristen. Sie kann mit ihrem Partner nicht zum Orgasmus kommen, berichtet sie mir. Wenn sie allein ist, löst sie durch Stimulation der Klitoris einen Orgasmus aus; wenn aber der Partner anwesend ist, geht das nicht. Sie kann sich dann nicht entspannen, weil sie sich beobachtet fühlt, traut sich aber nicht, offen darüber zu sprechen und den Partner anzuleiten. Ruth M. fürchtet, er könnte sie weniger achten und annehmen, wenn sie sich während des Verkehrs zusätzlich selber klitoral stimuliert.

Der Befund ist – abgesehen von einer Gebärmutter- und Blasensenkung – unauffällig. Perfusion und Sensibilität sind auch im Bereich des Gräfenberg-Areals ohne pathologischen Befund.

Ich überweise Ruth M. zu einem Sexualtherapeuten. Unter seiner Moderation versucht sie dann, mit ihrem Partner ehrlich über ihr Problem zu sprechen. Seine Reaktion ist anders als erwartet; sie hätten schon lange kein so gutes Gespräch mehr geführt, erzählt sie mir bei einem weiteren Praxisbesuch. Ihn erregt alles, was ihr Lust bereitet, und er möchte, dass sie es ihm zeigt und darüber spricht. Je freier sie sich verhält, desto besser findet er es.

Aber es gibt dennoch Probleme. Ruth M. kann

sich nicht öffnen, wenn sie beim Sex ständig etwas in Worte fassen muss. Als sie dazu übergeht, sich selber zu stimulieren, wird es einfacher. Außerdem ist es für sie vorteilhaft, ihrem Partner die Augen zu verbinden, weil sie sich dann weniger beobachtet fühlt. Die besten Orgasmen hat sie bei gleichzeitiger vaginaler und klitoraler Stimulation, die Intensität ist stärker als zuvor, und sie spürt beim Höhepunkt eine tiefe Spannung und Entspannung, die den gesamten Körper betrifft.

Es gibt auch Patientinnen, bei denen ein Orgasmus grundsätzlich möglich ist, zum Beispiel durch Masturbation, die aber durch den Partner irritiert und gestört sind. Sie lassen es nicht zu, dass der Partner sie beim Orgasmus sieht, haben Angst davor, sich gehenzulassen, und möchten sich nicht in einer unkontrollierten, enthemmten Situation offenbaren.

Einige Frauen wissen, dass sie einen Orgasmus haben könnten, wenn der Partner sie richtig berühren würde – aber aus Scham können oder möchten sie sich ihm nicht genau mitteilen.

Andere Patientinnen leiden wiederum darunter, dass sie keinen vaginalen Orgasmus bekommen. Die Mehrheit der Frauen ist auf eine klitorale Stimulation angewiesen; das ist völlig normal, kein Mangel und auch keine Krankheit. In Ausnahmefällen können Frauen lernen, die intravaginal erregbaren Areale um die Urethramündung (Harnröhrenmündung) und die etwas tiefer liegenden Bereiche an der vorderen Scheidenwand bis zum Orgasmus zu stimulieren.

Ein Beispiel aus meiner Praxis

Angelika S. ist 49 Jahre alt. Sie arbeitet als Entwicklungshelferin, raucht, treibt keinen Sport und hat keinen Partner. Ihr Bedürfnis ist es, durch Masturbation mindestens einen Orgasmus täglich zu erleben, kann ihn aber seit ungefähr zwei Jahren zunehmend schwerer erreichen. Es dauert bisweilen länger als eine Stunde, sagt sie mir in der Praxis, und sie verkrampft sich mit zunehmender Dauer. Die Erregung bringt sie an eine Schwelle, die sie überwinden muss, um zum Orgasmus zu kommen. In letzter Zeit passiert es häufiger, dass sie es nicht schafft; sie ist dann vollkommen erschöpft und verschwitzt, reizbar, aggressiv und angespannt. Schlimmer als das Zeitproblem ist die enorme Frustration. Ihr Körper verlangt, aber lässt nicht zu. Sie hat bisweilen das Gefühl, am Rande eines Nervenzusammenbruchs zu stehen.

Der Hormonstatus zeigt das Bild einer Frau in den Wechseljahren mit einer unauffälligen Sensibilität in der GSA-Prüfung und eingeschränkter Durchblutungsfähigkeit der Schwellkörper. Ange-

---

lika S. verwendet eine lokale Östrogensalbe im Genitalbereich, gewöhnt sich das Rauchen ab und fängt mit Ausdauersport an. Sie fühlt sich jetzt besser und ausgeglichener, hat aber das Gefühl, dass das Verlangen nach einem Orgasmus, insbesondere nach dem Sport, noch zugenommen hat. Sie kommt aber nach wie vor nicht über diese Schwelle hinweg.

Die Patientin entschließt sich, ein Medikament auszuprobieren, das bei Männern zur Therapie von Erektionsstörungen verwendet wird. Bei einem weiteren Termin erzählt sie mir, dass sie jetzt das Gefühl hat, der Genitalbereich schwelle unter Stimulation stärker an. Sie ist empfindlicher und reaktionsbereiter geworden; ein Orgasmus ist nicht immer, aber doch meistens erreichbar, es dauert nicht mehr so lange, und sie kann den Weg dorthin wieder genießen.

Sie darf nicht den Fehler machen, etwas erzwingen zu wollen, berichtet sie weiter. Die Schwelle lasse sich nicht mit dem Willen überwinden, sondern eher durch Entspannung und eine geringere Intensität der Stimulation.

Einige Patientinnen mit einer zu geringen Genitalperfusion und einer Orgasmus-Schwellen-Problematik profitieren von Medikamenten, die die Durchblutung der Klitoris verbessern. Die meisten Studien dazu gibt es über

Viagra. In der Praxis biete ich die Möglichkeit an, das Medikament zunächst einmal zu versuchen.

Das Pharmaunternehmen Pfizer, das Viagra herstellt, hat Studien initiiert, um die Wirkung von Viagra auf Frauen zu bewerten. Die Ergebnisse sind schlechter als die, die bei Männern mit Erektionsstörungen erzielt wurden, aber es gibt doch einige Frauen mit Erregungs- oder Orgasmusstörungen, die von dem Medikament profitieren.

Ein Beispiel aus meiner Praxis

Andrea A. ist 38 Jahre alt, sie arbeitet als Tierärztin. In ihrer Kindheit, sagt sie, sei es sehr streng zugegangen. Sie hat in ihrem Leben noch nie einen Orgasmus gehabt, weder mit einem Partner noch durch Masturbation. Sie kann sich an erotische Träume erinnern, dabei hat sie intensive, lustvolle Gefühle, aber keinen Höhepunkt.

Der Befund zeigt eine partielle Phimose der Klitoris, eine vaginale Perfusion, die Sensibilität ist unauffällig.

Die Patientin arbeitet zunächst mit der Klitoris-Vakuumpumpe. Beim nächsten Termin berichtet sie, dass sie eine zunehmende Erregung und Schwellung im Genitalbereich empfindet. Sie hat auch einen Vibrator ausprobiert, aber leider dadurch noch keinen Orgasmus bekommen.

Andrea A. ist enttäuscht. Sie überlegt, keine weiteren Versuche mehr zu unternehmen, willigt dann aber ein, in der Praxis einen speziellen Vibrator zu versuchen, der mit einer anderen Frequenz arbeitet – mit unmittelbarem Erfolg. Ohne Probleme erlebte sie innerhalb weniger Minuten einen Orgasmus.

Seitdem verwendet sie das Hilfsmittel synchron zum Verkehr. Sie und ihr Freund haben versucht, ohne den Vibrator auszukommen, das ist aber bisher noch nicht gelungen. Trotzdem ist sie zufrieden. Das eigentliche Problem ist gelöst.

14. Der Umgang mit sexuellen Problemen in der Zukunft

Nach 1998, als die erstaunlichen therapeutischen Erfolge des Medikamentes Viagra bei Erektionsstörungen bekannt wurden, sind viele Arbeiten zur Physiologie und Pathophysiologie weiblicher Sexualfunktionen erschienen. Trotzdem sind wir weit davon entfernt, zu verstehen, was auf molekularer und zellulärer Ebene in und zwischen den beteiligten Zellen und Organstrukturen passiert.

Was macht eine gesunde Integrität von Gehirn, Rückenmark, peripheren Nerven, Gefäßen, Hormonen und Genitalgewebe aus? Welche Steuerungsprozesse können gestört sein, und wie können sie therapeutisch beeinflusst werden? Welche Wachstumsfaktoren fehlen in der Postmenopause, wie wird Atrophie biologisch gesteuert? Darüber wissen wir noch viel zu wenig.

Bevor Wirksubstanzen entwickelt werden können, müssen die molekularen Mechanismen der Funktion und der Fehlfunktion bekannt sein. Sexualität ist sehr subjektiv und individuell; Gewebekulturen und Tierversuche können deshalb viele Fragen nicht beantworten.

Zurzeit sind einige Medikamente in der Entwicklung, aber die Zulassung ist noch ungewiss; bei allen muss die Wirksamkeit in ausführlichen placebokontrollierten Studien nachgewiesen werden. Es geht um gefäßaktive Substanzen, um die Beeinflussung des Hormonsystems und der Neurotransmitter zur Verbesserung der Erregung sowie um Substanzen, die die Libido beeinflussen können.

Zu diesen Medikamenten gehört unter anderem PT 141. Es ähnelt einem Botenstoff im Gehirn, steigert die Kopulationsbereitschaft im Tierversuch bei Rattenweibchen um das Drei- bis Vierfache, und eine Wirkung als Nasenspray ist auch bei Frauen nachweisbar. Allerdings sind bei einigen Patientinnen erhebliche Nebenwirkungen wie Schwindel und Übelkeit aufgetreten. Prostaglandin E1 wiederum ist eine Substanz, die Muskelgewebe entspannt und die Durchblutung der Klitoris verstärkt. VMC 670 beeinflusst die Empfindlichkeit für Serotonin.

Auch wenn es möglich ist, immer bessere Medikamente oder andere Therapien gegen sexuelle Störungen zu entwickeln, so wird wohl auch in Zukunft eher eine Annäherung an einen Zustand störungsfreier Sexualität gelingen.

Abschließende Worte

Wenn Sie, liebe Leserin, mit einem ernsten sexuellen Problem zu kämpfen haben, kann ich Sie nur ermutigen, ein offenes Gespräch mit Ihrem Partner zu beginnen. Falls Sie – aus Schüchternheit oder Schamgefühl – nicht aktiv gegen das Problem angehen, wird es sich vermutlich langfristig eher verschlimmern.

Sie haben in diesem Buch gelesen, wie die Ursachen der sexuellen Störungen inzwischen medizinisch abgeklärt werden können. Eine erfüllte Sexualität hat – abgesehen von dem wiederkehrenden Genuss – eine tiefe Bedeutung für die Innigkeit und Stabilität einer Beziehung. Und umgekehrt führt eine sexuelle Störung immer zu einem Problem der Partnerschaft, zu einer Atmosphäre der Frustration für beide und längerfristig zu einer Erosion der Bindung.

Seien Sie also bitte mutig. Die meisten Frauen waren nach der Untersuchung froh, den Schritt zu einer weiteren Abklärung unternommen zu haben.

Glossar

Anorgasmie: die Unfähigkeit, einen Orgasmus zu bekommen.

Biofeedback: Entspannungsmethode, bei der Körperfunktionen (Herzschlag, Atmung, Muskeln) hörbar und fühlbar gemacht werden. So können diese Funktionen kontrolliert werden, um eine Entspannung zu ermöglichen.

Dopamin: gehört zu den → Neurotransmittern. Es wird für eine Vielzahl von lebensnotwendigen Steuerungs- und Regelungsvorgängen benötigt.

Endorphine: werden als Glückshormone des Körpers bezeichnet. Sie sind körpereigene Drogen und werden insbesondere in Extremsituationen in der Hirnanhangdrüse produziert. Sie wirken schmerzhemmend, beruhigend und angstlösend, verschaffen eine wohlig-glückliche Stimmung bis hin zur Ekstase, regen den Schlaf an, erhöhen die Wahrnehmung. Damit haben sie eine vergleichbare Wirkungsweise wie körperfremde Opiate (Morphium, Heroin, Opium).

Fibrom: eine gutartige Geschwulstbildung, die in allen Organen auftreten kann.

Globuline: in Wasser unlösliche Eiweiße, Hauptbildungsort der Globuline ist die Leber.

Hirnanhangdrüse: Wird auch Hypophyse genannt, ist eine Hormondrüse unterhalb des Gehirns.

Hypothalamus: Steuerungszentrum im Gehirn.

Limbisches System: ein komplexes System aus mehreren Strukturen im Inneren des Gehirns, das zahlreiche Funktionen kontrolliert, etwa das vegetative System, Emotionen, Motivation, Bewusstsein und Gedächtnis.

Lubrikation: bei der Frau der Austritt von schleimiger Gleitflüssigkeit aus der Scheidenhaut beim Geschlechtsverkehr. Die Lubrikation tritt dabei während der Haupterregungsphase auf und erleichtert das Eindringen des Penis beim Geschlechtsakt.

Neurotransmitter: ein Botenstoff, eine chemische Substanz, die für die Übertragung einer elektrischen Erregung von einer Nervenzelle zur anderen sorgt, nachdem er an einer bestimmten Stelle angedockt hat, um seine Wirkung zu entfalten.

Perfusion: die Durchströmung und Durchblutung der Blutgefäße.

Phimose: bezeichnet bei Frauen eine Verengung der Haut um die Klitoris, die deshalb nicht freigelegt werden kann.

Selektive Serotonin-Wiederaufnahmehemmer (SSRI): Medikamente aus der Gruppe der Antidepressiva.

Serotonin: Neurotransmitter, der im Gehirn, aber auch im übrigen Körper vorkommt. Er reguliert den Tonus in den Blutgefäßen.

Sympathisches Nervensystem: Teil des → vegetativen Nervensystems.

Transmittersysteme: die Kommunikation der einzelnen Nervenzellen untereinander erfolgt über die synaptischen Verbindungen, die Orte der Signalweitergabe sind. Ein Impuls von einem Neuron zum nächsten wird übertragen, indem → Neurotransmitter freigesetzt werden. So entstehen neuronale Netzwerke. Orgasmusstörungen beispielsweise können somit durch eine Beeinflussung des Neurotransmitters → Dopamin behandelt werden.

Vegetatives Nervensystem: Nervensystem im Körper, das sie Lebensfunktionen wie Herzschlag usw. steuert. Seine Funktionen laufen automatisch ab.

Literatur

Angier, Natalie: Frau. Eine intime Geographie des weiblichen Körpers. München 2000

Beier, Klaus M., Bosinski, Hartmut A. G. und Kurt Loewit: Sexualmedizin. München 2005

Berger, Alexandra und Andrea Ketterer: Warum nur davon träumen. Was Frauen über Sex wissen wollen. München 1998

Berman, Jennifer & Laura und Elisabeth Bumiller: Nur für Frauen. Ihre Sexualität und Ihr Körper in neuem Licht. So haben Sie mehr Spaß und Erfüllung. München 2002

The Boston Women's Health Book Collective: Unser Körper, unser Leben. Ein Handbuch von Frauen für Frauen. Reinbek 1998

–: Unser Körper, unser Leben. Über das Älterwerden. Ein Handbuch für Frauen. Reinbek 2001

Brandenburg, Ulrike und Anneliese Schwenkhagen: Der blinde Fleck – Tabu Intimität. Holzheim 2005

Cantieni, Benita: Tiger Feelings. Das sinnliche Beckenbodentraining. Berlin 2000

Freud, Sigmund: Einführung in die Psychoanalyse (1915). Hamburg 2000

Friday, Nancy: Befreiung zur Lust. Frauen und ihre sexuellen Phantasien. München 1992

Goldstein, Irwin; Meston, Cindy M.; Davis, Susan R. und Abdulmaged M. Traish (Hg.): Women's Sexual Function and Dysfunction. Study, Diagnosis and Treatment. London / New York 2006

Kaplan, Helen Singer: Sexualtherapie. Stuttgart 1995

–: Sexualtherapie bei Störungen des sexuellen Verlangens. Stuttgart 2000

Kinsey, Alfred C.: Das sexuelle Verhalten der Frau. Frankfurt am Main 1955

–: Das sexuelle Verhalten des Mannes. Frankfurt am Main 1955

Masters, William H. und Virginia E. Johnson: Die sexuelle Reaktion. Reinbek 1967

Northrup, Christiane: Frauenkörper, Frauenweisheit. Wie Frauen ihre ursprüngliche Fähigkeit zur Selbstheilung wiederentdecken können. München 2005

–: Die Weisheit der Menopause. Heilung, Selbstheilung und Neuanfang in den Wechseljahren. München 2001

Onken, Julia: Feuerzeichen Frau. Ein Bericht über die Wechseljahre. München 2000

Poschenrieder, Beatrice: Stöhnst du noch oder kommst du schon? Der sichere Weg zum Orgasmus. Reinbek 2006